The 悩める 歯科衛生士

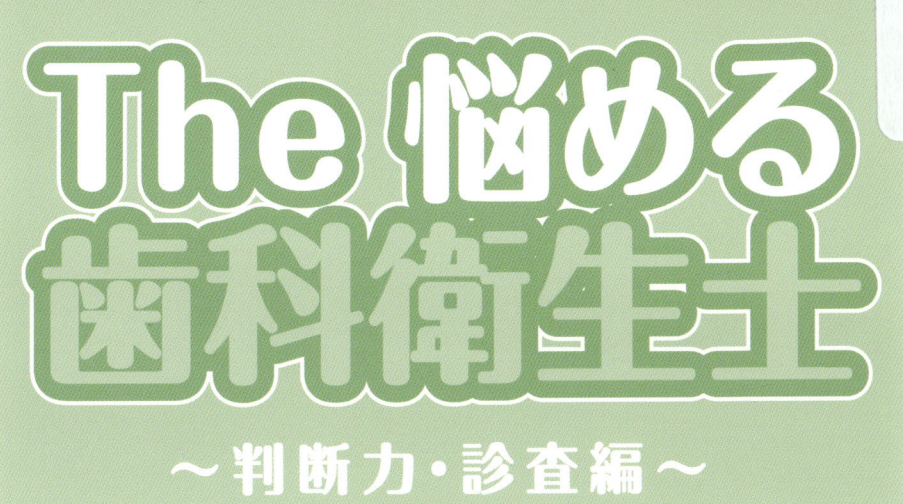

～判断力・診査編～

私の悩みを聞いてください！

執筆

荒井和美	佐藤久美子
安藤峰子	清水京子
居相静香	杉本理奈
岩田美紀	高橋路代
宇津木三奈	津野あや
大矢真由美	中別府洋子
小保内伸子	長山和枝
小山田　薫	野島由香
柏井伸子	日野仁美
金森奈緒子	山口志穂
北　真由美	山口菜穂子
木幡紀子	

アドバイス執筆

安生朝子	小西昭彦
伊藤弥生	実野典子
小谷いずみ	土屋和子

歯科衛生士編集部・編

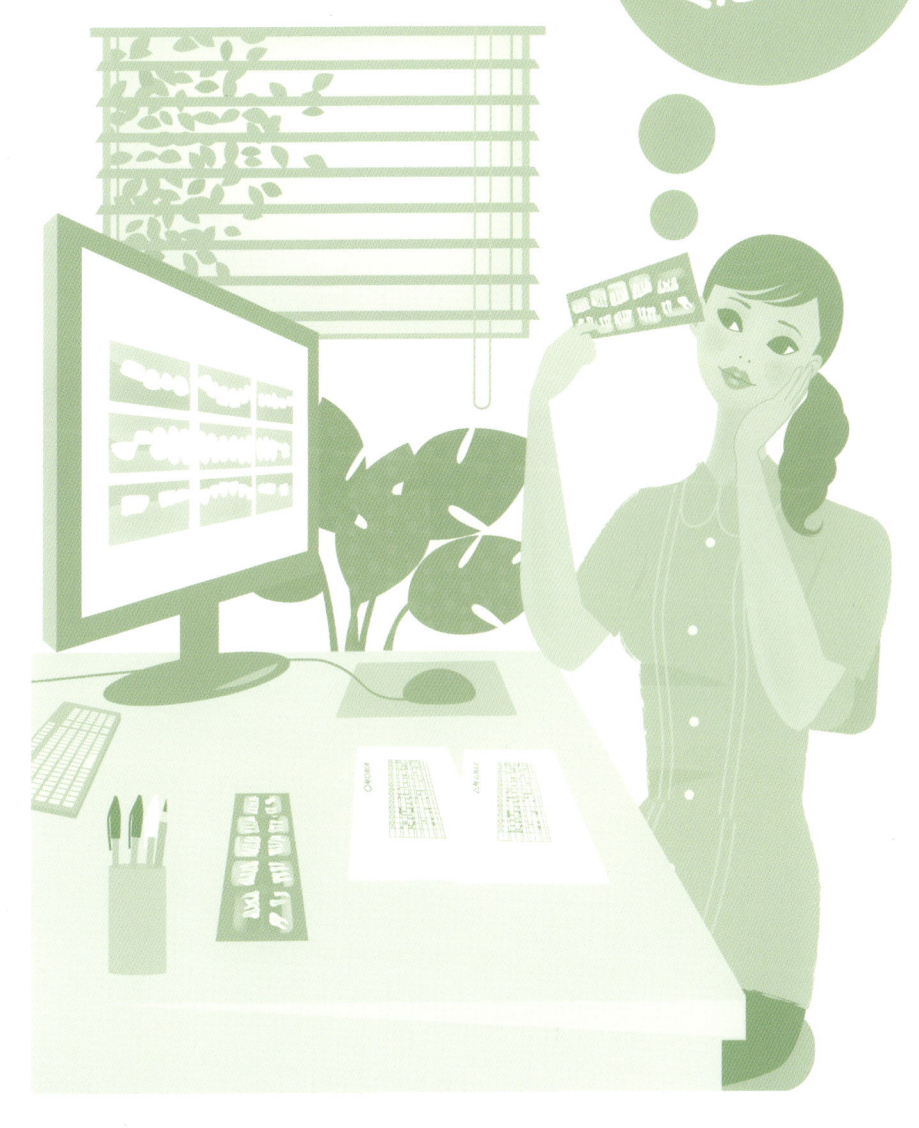

クインテッセンス出版株式会社　2009

Tokyo, Berlin, Chicago, London, Paris, Barcelona, Istanbul, Milano, São Paulo, Moscow, Prague, Warsaw, New Delhi, Beijing, and Bukarest

発刊によせて

　「個別対応」「EBM」「NBM」「コミュニケーション」「チーム医療」「長期」「時間軸」「全身疾患」などは、どれも昨今の歯科界のキーワードです。これらが意味するものは、臨床はルーチンにできるものはなく、「考える」ことなくしてできないものであることです。すなわち、「何番のキュレットを使うのか」「いつ再評価を行うのか」「どんなテクニックを用いるのか」など、目の前の患者にとっての最善の方法を考え抜いたうえでの行為であり、それが"考える臨床"です。

　本書は、月刊『歯科衛生士』の2006年1月号～2008年3月号（27回）で好評を得た連載「The 悩める歯科衛生士～私の悩みを聞いてください！～」に、その後の経過と臨床に対する現在の思いを加筆し再編集したものです。前編として、27の悩みの中から歯科衛生士の《判断》および《診査》に関する16編を取り上げ、それぞれの悩みにおいて、解決に対する考えやプロセスを誌上で繰り広げています。27の悩みの中でもっとも多かったのが、判断力に関するものでした。次いでインスツルメンテーションについてでした。歯科衛生士の判断や行為が後の結果を左右させるゆえ、その責任の重さを感じさせます。また、臨床において明確な答えがあるわけではなく、特に判断を下すものにおいては悩みはつきないものなのでしょう。

　連載スタート時は、同じ悩みを持つ読者のヒントとすることを目的としましたが、それだけにとどまらず、本書では読み手もその悩みに対しともに考え、自分なりの答えを探っていくことができるでしょう。

　悩むことは、解決に向うために第1歩です。それこそが"考える臨床"です。そして、歯科衛生士の臨床力アップにつながるものでもあるといえます。

2009年9月
『歯科衛生士』編集部

CONTENTS

Part 1 検査・診査に関する悩み

CASE 1
唾液検査結果と口腔内所見が一致しないのはなぜ？ ………… 11

高橋路代、北　真由美／浜野歯科医院

CASE 2
私の診査力は大丈夫？ ……………………………………… 19
～重度歯周炎における見落としやすいポイント～

宇津木三奈、小保内伸子／髙橋歯科醫院

CASE 3
重度歯周炎患者のリスクファクター、……………………… 29
どこをみればいいの？

山口菜穂子／土屋歯科クリニック＆WORKS®
【アドバイス】土屋和子／フリーランス（株式会社スマイル・ケア代表）

Part 2 対応法に関する悩み

CASE 4

同じような状況なのに 37
歯周基本治療の結果が異なるのはなぜ？

山口志穂／笠島歯科室

CASE 5

治りそうで治らない歯肉、どうしたらいいの？ 47

小山田　薫／富澤歯科医院
【アドバイス】小西昭彦／小西歯科医院

CASE 6

更年期の患者さんに 57
何か特別なアプローチ法はあるの？

長山和枝／わたなべ歯科

CASE 7

SRPの限界をどこで判断したらいいの？ 67

居相静香、清水京子／サイトウ歯科

CONTENTS

CASE 8

プロービング値3mm以下なのに ………………………… 77
炎症が治らないのはなぜ？

　　　　　金森奈緒子、木幡紀子、中別府洋子、野島由香／浅賀歯科医院

CASE 9

重度歯周炎の患者さんへの ………………………… 87
電動歯ブラシの使用は有効？

　　　　　　　　　　　津野あや／月星歯科クリニック（現：津野歯科医院）

CASE 10

歯肉の状態がなかなかよくならないのはなぜ？ ………… 93
～食生活改善に向けたアプローチ～

　　　　　　　　　　　　　　　　　　　　　　　日野仁美／柄歯科医院

CASE 11

禁煙と引換えに甘味に走った患者さんに ………………… 101
どう指導したらいいの？

　　　　　　　　　　　　　　　　　　　　大矢真由美／たろう歯科クリニック
　　　　　　　　　　　　　　　　　　　　【アドバイス】実野典子／フリーランス

Part 3 メインテナンスに関する悩み

CASE12

メインテナンス間隔の決め手とは？ ……… 109
〜月1メインテナンスから抜け出せなくて〜

安藤峰子／いとうデンタルクリニック
【アドバイス】小谷いずみ／美江寺歯科医院
伊藤弥生／月星歯科クリニック（現：フリーランス）

CASE13

歯肉増殖症患者さんのメインテナンス、 ……… 119
難しいんです！

杉本理奈／今村歯科医院（現：デンタルオフィス北千住）

CASE14

メインテナンス中の暴発期は予測できるの？ ……… 129

岩田美紀／いとうデンタルクリニック

CONTENTS

CASE15
高齢者のメインテナンスに不安を感じています ……… 139

荒井和美／松田歯科クリニック
【アドバイス】安生朝子／藤橋歯科医院

CASE16
インプラントに対するメインテナンス、……… 149
これでいいの？

佐藤久美子／olive dental house
柏井伸子／有限会社ハグクリエイション代表

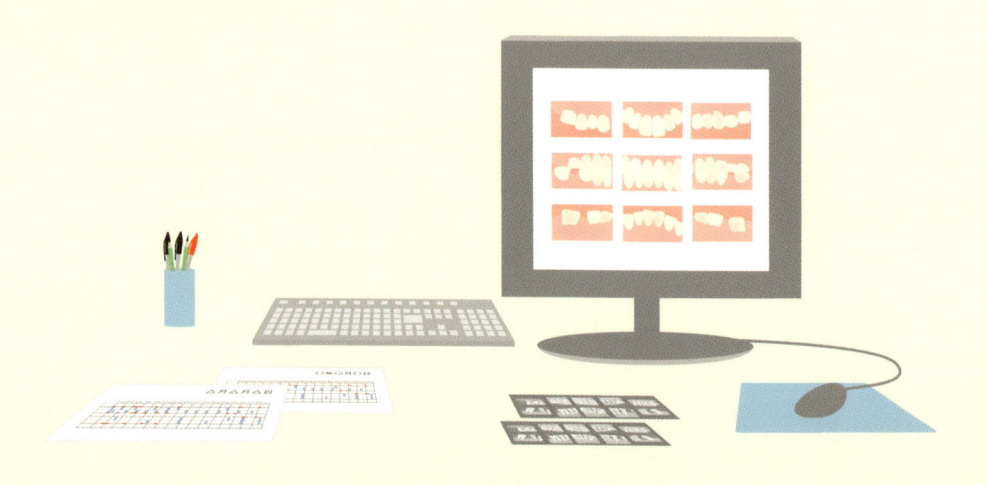

著者一覧

【執筆】

荒井和美／松田歯科クリニック・歯科衛生士

安藤峰子／いとうデンタルクリニック・歯科衛生士

居相静香／サイトウ歯科・歯科衛生士

岩田美紀／いとうデンタルクリニック・歯科衛生士

宇津木三奈／髙橋歯科醫院・歯科衛生士

大矢真由美／たろう歯科クリニック・歯科衛生士

小保内伸子／髙橋歯科醫院・歯科衛生士

小山田　薫／富澤歯科医院・歯科衛生士

柏井伸子／有限会社ハグクリエイション代表・歯科衛生士

金森奈緒子／浅賀歯科医院・歯科衛生士

北　真由美／浜野歯科医院・歯科衛生士

木幡紀子／浅賀歯科医院・歯科衛生士

佐藤久美子／olive dental house・歯科衛生士

清水京子／サイトウ歯科・歯科衛生士

著者一覧

杉本理奈／今村歯科医院（現：デンタルオフィス北千住）・歯科衛生士

高橋路代／浜野歯科医院・歯科衛生士

津野あや／月星歯科クリニック（現：津野歯科医院）・歯科衛生士

中別府洋子／浅賀歯科医院・歯科衛生士

長山和枝／わたなべ歯科・歯科衛生士

野島由香／浅賀歯科医院・歯科衛生士

日野仁美／柄歯科医院・歯科衛生士

山口志穂／笠島歯科室・歯科衛生士

山口菜穂子／土屋歯科クリニック＆WORKS®・歯科衛生士

【アドバイス執筆】

安生朝子／藤橋歯科医院・歯科衛生士

伊藤弥生／月星歯科クリニック（現：フリーランス）・歯科衛生士

小谷いずみ／美江寺歯科医院・歯科衛生士

小西昭彦／小西歯科医院・歯科医師

実野典子／フリーランス・歯科衛生士

土屋和子／フリーランス（株式会社スマイル・ケア代表）・歯科衛生士

Part 1　検査・診査に関する悩み

CASE 1

私の悩みを聞いてください！

唾液検査結果と口腔内所見が一致しないのはなぜ？

高橋路代、北　真由美／浜野歯科医院

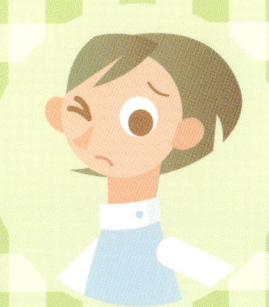

　私たちは浜野歯科医院に勤務して4年めの歯科衛生士です。当院は、現在予防と咬合育成を主体とした診療を行っています。予防のシステムもようやく確立され、地域の方々に浸透してきて、自分の歯を守りたいと願う患者さんが増えてきました。

　当院では予防を希望される患者さんに対し、初診時に唾液検査を行い、う蝕のリスク診断を行ってから治療を進めるようにしています。しかし、歯周治療に比べう蝕に対する取り組みはまだ浅く、これまでの臨床で何度か壁にぶつかりながらも少しずつ理解し、進めてきました。

　今回、いくつかの症例の中で口腔内所見と唾液検査の結果に違いがあり、患者さんに対する説明やアプローチに悩んだ2症例について考えたいと思います。

Part 1　検査・診査に関する悩み

症例1：初診時データ

患　者：Mさん、57歳・女性
初診日：2005年11月
職　業：自営の不動産業の事務手伝い
主　訴：2|の脱離
口腔内所見：上顎右側臼歯、下顎左側臼歯欠損、上顎前歯唇側傾斜、補綴物が多く、周囲にプラーク付着。|3|5|7 5 4根面う蝕

エックス線写真所見：軽度歯周炎と診断
既往歴：メニエール病
喫　煙：なし
食生活習慣：規則正しく1日3回の食事、間食は10時と3時の2回、夕食後の間食や晩酌はときどき、水分補給はお茶、ブラックコーヒー
ブラッシング習慣：1日3回、1分程度

私の悩み〜唾液検査結果と口腔内所見が一致しない理由について〜／高橋路代

　Mさんは57歳の女性で、2|の脱離を主訴に来院されましたが、当院に来院する直前に他院でう蝕治療を終了していたにもかかわらず、診査では根面う蝕がいくつもみつかりました。DMFTも24と高く、補綴物のマージン周辺に限定してプラークが付着していました（図1）。エックス線写真からは|3 |4に歯根膜肥大がみられましたが、全体的に骨吸収は少なく軽度歯周炎と診断されました（図2）。また、歯科医師の診断の結果、2|は破折していることがわかりました。

　こうした口腔内所見や過去の結果から、私はう蝕のリスクが高いと考え、唾液検査を行いました。ところが、実際に検査を行ってみると欠損部位が多いにもかかわらず唾液量は9mℓ、緩衝能は中程度と正常でした。SM菌やLB菌の数もスコア1で、トータルリスクは9となり、意外にもリスクは低いと診断されました（図3）。

　しかし、低いからといってこのまま安心して対応していいのだろうかと、意外な結果に戸惑うと同時に、この結果からなぜ治療を繰り返しているのか疑問に思いました。

　そこで、どのような形でリスクを改善し患者さんにアプローチできるかを考えました。

悩みに対して私がしたこと・考えたこと

　初診時、DMFTが多かったため、私はリスクが高いと判断していたにもかかわらず、現在の生活習慣にこだわり、過去について触れていなかったことに気づきました。そこで、食生活習慣以外にも目を向けて他方面からの情報収集を再度行ってみることにしました（14ページ表1）。ここから得られたことを基に、なぜ現状を招いてしまったのかを私なりに考えてみると、唾液検査だけではわからなかったさまざまなリスクがみえてきました。

①早期にう蝕治療を受けた
→エナメル質を削ることで二次う蝕になりやすい環境（歯質）になったのではないか
②バス法で長年歯頸部中心に磨いていたため、根面が露出してきた
→段差が生じ補綴物のマージン部の適合が悪くなり、根面にプラークが停滞しやすかったのではないか
③欠損部放置で咬合負担が大きい、3←3に咬耗の痕もみられる

唾液検査結果と口腔内所見が一致しないのはなぜ？

初診時の口腔内

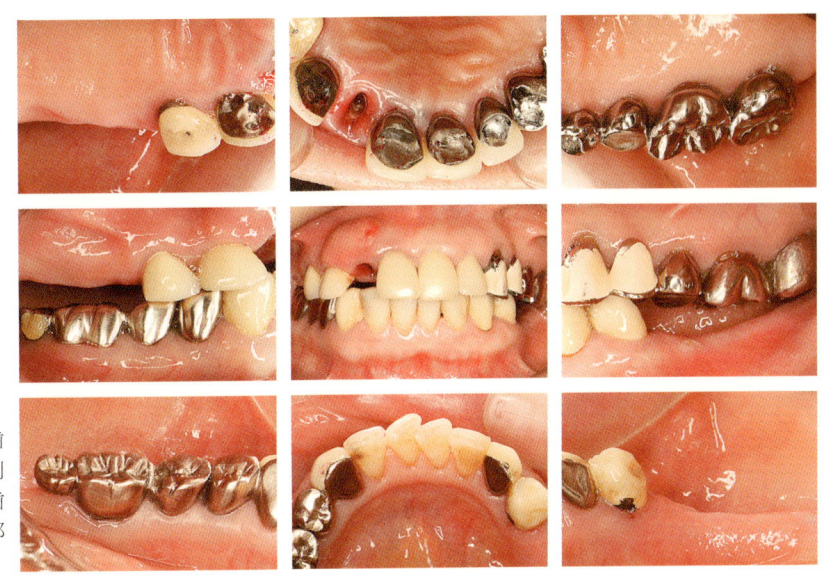

図1　初診時の口腔内写真（2005年11月）。歯肉の炎症は大きくないが、補綴物が多く舌側周囲にプラークが付着している。左側には歯肉退縮がみられると同時に、3 4|4 の前装部の破損もみられる。

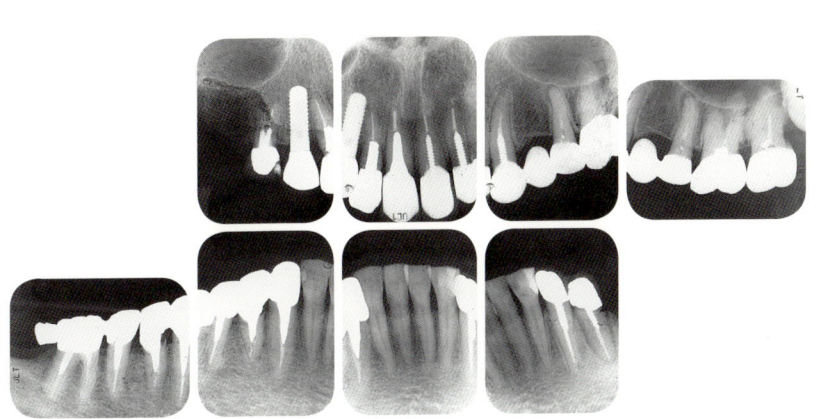

図2　初診時のエックス線写真（2005年11月）。3|4 に歯根膜肥大がみられる。全体的に骨吸収は少ない。

唾液検査結果

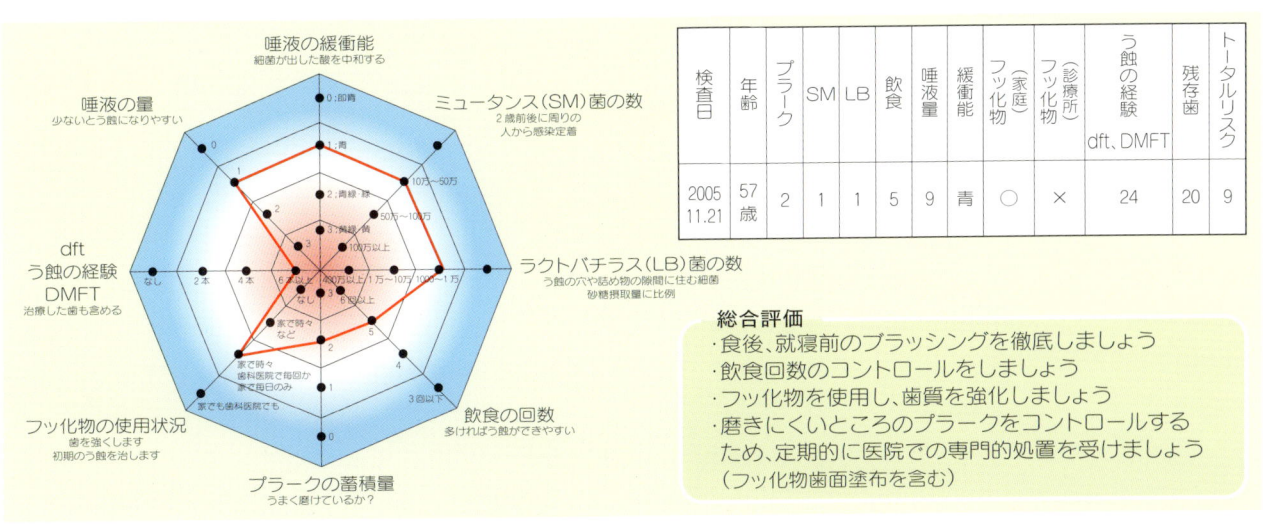

検査日	年齢	プラーク	SM	LB	飲食	唾液量	緩衝能	フッ化物（家庭）	フッ化物（診療所）	う蝕の経験 dft、DMFT	残存歯	トータルリスク
2005 11.21	57歳	2	1	1	5	9	青	○	×	24	20	9

総合評価
・食後、就寝前のブラッシングを徹底しましょう
・飲食回数のコントロールをしましょう
・フッ化物を使用し、歯質を強化しましょう
・磨きにくいところのプラークをコントロールするため、定期的に医院での専門的処置を受けましょう（フッ化物歯面塗布を含む）

図3　唾液検査の結果。意外にもリスクは低いと診断された。

Part 1 検査・診査に関する悩み

再情報収集

表1 再情報収集により得られたこと

①子どものときはアメが大好きで、よく歯科医院に通っていた
②歯肉に炎症があり、バス法によるブラッシング指導を受けた
③メインテナンスには通っていない
④現在は事務の手伝いをしているが、約7年前まで土建業を営んでいて、自分も現場に出て重いものを持ったり、くいしばることが多かった
⑤10年の間に4軒の歯科医院に通院した

→臼歯の咬合支持がないため前歯に負担がかかり、2も破折したのではないか

④短期間で4軒の歯科医院で統一性のない治療を受けることで、侵襲が大きくなり咬合の安定が崩れた

→治療するたびに臼歯部の咬合口径が下がってしまったのではないか

続いて、対策を考えました。

1 二次う蝕・根面う蝕への対応（→①、②）

歯の臨界pHは、乳歯、幼若永久歯、象牙質が5.7〜6.2、エナメル質が5.5〜5.7です[1]。つまり、臨界pHが高い象牙質はう蝕が生じやすい状態といえます。これを踏まえ、まずは適合のよい補綴物に変えてブラッシングしやすい環境を作ることが必要だと考えました。さらに、歯肉の負担を減らすため歯頸部から歯間に毛先が届くように歯ブラシの角度を調整し、根面のプラークコントロールの安定を図りました。また、セルフケアではフッ化物配合歯磨剤を使用していただき、歯質を強化することを考えました。

2 咬合力に関する対応（→③、④）

バランスのとれた咬合を確保するためには、欠損部をなくし局所的な咬合負担を減らさなければなりません。そのためには患者さんに十分な説明を行い、歯科医師とよく相談していただきます。

また、くいしばりなどの咬合力に対する保護として、マウスピースの装着などを考えました。

今後の課題＆その後の経過

■今後の課題

Mさんは現在治療中でまだ期間はかかりそうです。まずは治療を中断せず、継続して通院していただけるようしっかりとしたモチベーションを行う必要があります。また上記を踏まえ、今後は根面う蝕についてだけでなく、咬合力にも注意しながら治療を進めていこうと思いました。

■その後の経過

一時家族の介護のため、治療が中断しましたが、半年後予定していた補綴治療も完了しました。欠損部がなくなり、バランスのとれた咬合を確保し、口腔内環境は整いました。

しかし、3年の間に患者さんを取り巻く生活環境は大きく変化しました。家族の介護によるストレスやご自身のメニエール病による、精神的・身体的な影響などです。薬の副作用により唾液の変化などが出る可能性もあります。これらを含めて、再度唾液検査を活用し、現在の状況を把握したうえで、患者さんの口腔内が機能的かつ健康的に維持されるようサポートしていく必要があります。

長くおつき合いをしていくと、目にみえない部分での患者さんの変化が、口腔内に影響を及ぼす可能性が出てきます。患者さんから何でも話していただける雰囲気を心がけて、広く患者さんを知る努力をしていこうと思います。

※「その後の経過」は月刊『歯科衛生士』掲載以降に新たに執筆した内容です。

唾液検査結果と口腔内所見が一致しないのはなぜ？

症例2：初診時データ

患 者：Hさん、26歳・女性
初診日：2004年9月
職 業：サービス業
主 訴：智歯を抜いてほしい、ときどきしみるところがある
口腔内所見：5̄|5̄頬側転移、下顎前歯部に歯肉発赤が認められる

エックス線写真所見：8̄|8̄埋伏している
既往歴：全身疾患なし
喫 煙：21～25歳まで1日10本
食生活習慣：1日3食、時間は仕事のためやや遅め（朝9時、昼2～3時、夜11時頃）、仕事中の間食、飲食はしない、晩酌は毎日缶ビール1本
ブラッシング習慣：1日3回（夜はときどきしない）

初診時の口腔内

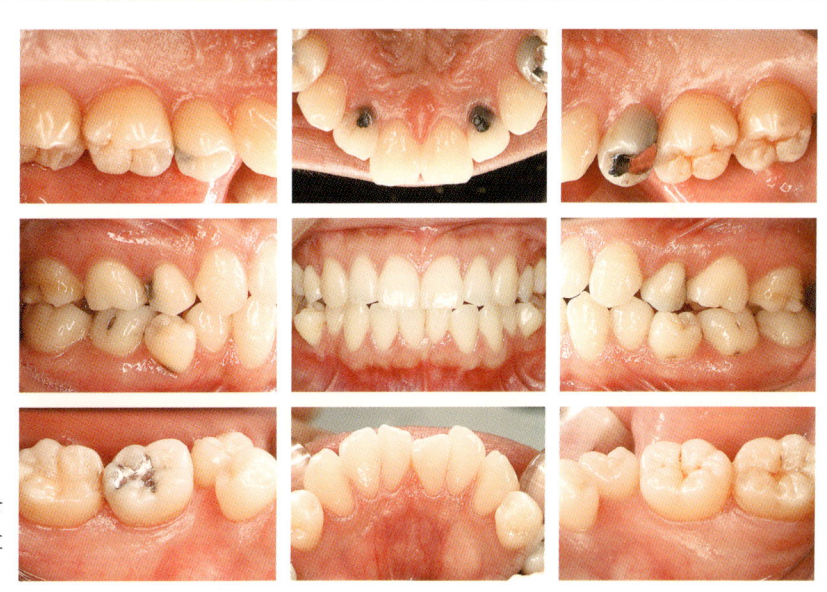

図4　初診時の口腔内写真（2004年9月）。下顎前歯部に発赤が認められ、5̄|5̄は頬側転位している。

私の悩み～唾液検査結果と口腔内所見が一致しない理由について～／北　真由美

　Hさんは、初診時処置歯が少なくDMFTは7でした。プラークコントロールも良好です。5̄|5̄が頬側転移して歯肉退縮と知覚過敏がみられました（図4）。エックス線写真からもう蝕がないことが確認でき、また8̄|8̄が埋伏していました（次ページ図5）。

　そこで、それまでのローリング法による圧の強いブラッシングを「つっこみ磨き」に変更してはどうかと話したところ、受け入れてくださいました。再評価時には知覚過敏も収まり、問題はなかったため、4ヵ月ごとのメインテナンスでみていました。
　その後、当院では2005年から唾液検査により、くわしくリスクを把握することになりました。Hさんにもメインテナンス時に行ったところ、驚いたことに唾液の量や緩衝能は低く、う蝕原因菌もハイリスクという結果になりました（次ページ図6）。今まで安心してメインテナンスを行ってきましたが、こ

Part 1 検査・診査に関する悩み

初診時のエックス線写真

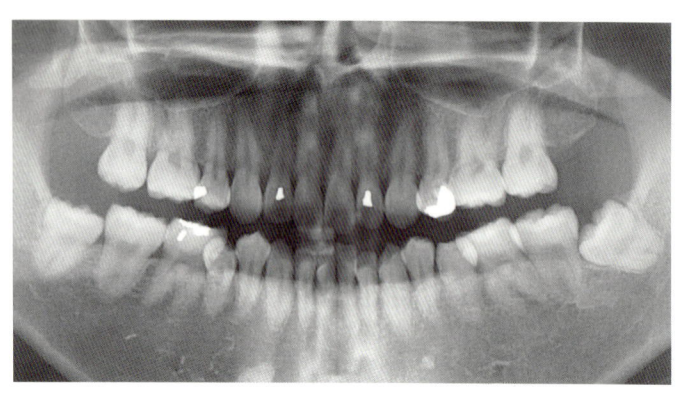

図5 初診時のパノラマエックス線写真（2004年9月）。8̄|8̄埋伏の状態が確認できた。

唾液検査結果

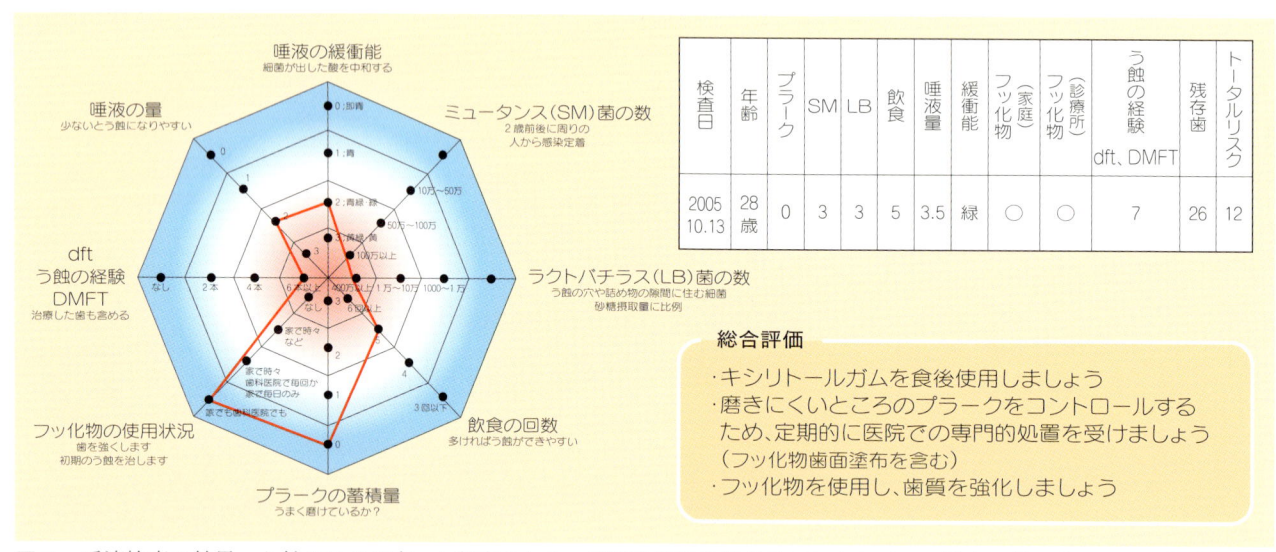

検査日	年齢	プラーク	SM	LB	飲食	唾液量	緩衝能	フッ化物（家庭）	フッ化物（診療所）	う蝕の経験 dft、DMFT	残存歯	トータルリスク
2005 10.13	28歳	0	3	3	5	3.5	緑	○	○	7	26	12

総合評価
・キシリトールガムを食後使用しましょう
・磨きにくいところのプラークをコントロールするため、定期的に医院での専門的処置を受けましょう（フッ化物歯面塗布を含む）
・フッ化物を使用し、歯質を強化しましょう

図6 唾液検査の結果、う蝕リスクは高いと判定された。唾液検査は検査結果がわかりづらい場合、見る人によって判定が違うことがあるため、できる限り同じ人が判定すべきである。

れほどリスクが高いとは思いませんでした。メインテナンス時の注意点はこれまでほぼなかったのですが、この結果をHさんに話すとHさんもとても驚いていました。

なぜHさんはここまでハイリスクにもかかわらず、う歯ができなかったのでしょうか？　私なりに考えてみました。

悩みに対して私がしたこと・考えたこと

私は、以下のような理由ではないかと考えました。

①都会に住んでいて小学生の頃からメインテナンスに通われていた

②予防に対する知識があり、意識も高い

③プラークコントロールが良い

しかし、だからといって安心はできません。リスクを下げるための対策を考える必要があります。

まず、セルフケアでは歯質を強化するためにフッ化物配合歯磨剤でブラッシング後、少量の水で1回だけうがいをするようにしていただきました。一方メインテナンスにおけるプロフェッショナルケアでは、PMTCによるバイオフィルムの除去、高濃度のフッ化物歯面塗布による歯質強化を目指しました。

さらに、SM菌を減らすために、キシリトールガムを噛むようにすすめました。キシリトールには、SM菌の糖代謝を阻害することにより、酸の生成が減少し、それによってSM菌をはたらきを抑える効果があります。定期的にキシリトールガムを摂取すれば、持続的なう蝕予防効果があります。さらに、表面についたプラークを除去しやすくする効果もあります。そのうえ、カロリーは砂糖の75%です[2]。

また、LB菌はスクロースの摂取量、う窩や不適合補綴物の存在によって変化しますが、Hさんの場合、毎日の晩酌が増加の原因の1つではないかと考えました。そこで、これまでは就寝前に歯磨きをしないこともあったようでしたが、しっかり行っていただくようにしました。

今後の課題&その後の経過

■今後の課題

Hさんは、現在結婚されてご夫婦で来院しています。結婚祝いにソニッケアーをプレゼントしてもらったようです。今後、家族ができるかもしれないので、唾液中のSM菌を感染させないようにキシリトールガムを継続して使用していただいています。妊娠・出産により、さらにハイリスクになることを把握し、ひとつひとつのリスクに対し、気をつけてメインテナンスを行っていかなければなりません。

■その後の経過

2009年現在、Hさんは一児の母です。子育てに忙しくメインテナンスの期間が延びることもありますが、旦那さんを通じ来院してくださっています。

唾液検査により目にみえないリスクの一部を発見したことで、関連した多くの重要な情報を採得できるようになりました。これらの情報を分析し、リスクを減らす方法として患者さんに提供したいと考えています。

これからも患者さんの気持ちや考えを聞き、サポーターとして維持管理できるよう日々努力していきたいです。

※「その後の経過」は月刊『歯科衛生士』掲載以降に新たに執筆した内容です。

おわりに

予防を行うにあたって、予防歯科の有効性や有益性は頭では理解していても、私たちが行う臨床のほとんどは、う蝕の結果や見た目から判断しがちです。リスク判定を行わず自分なりの判断で進めていたらどうなっていたのでしょうか。もちろん、う蝕のリスク診断はこれで絶対というものではありません。しかし、この2症例のようにみえないリスクを事前に知り、リスクコントロールを行っていくことにより、新たなう蝕の発現や進行を予防することが可能になるのではないかと思います。

また、症例をとおして情報収集から得られるものが大きいこともわかり、これまでの自分たちを振り返り、反省することができました。

今後も、唾液検査を1つのツールとして活用し、幅広く考えることで患者さんに有効な選択肢が提供できるよういろいろなことを学んでいきたいです。

参考文献

1. 熊谷 崇, et al. クリニカルカリオロジー. 東京：医歯薬出版, 1996.
2. 精田紀代美. Teeth 愛 Book. 富山市：8020プロ企画, 2001.

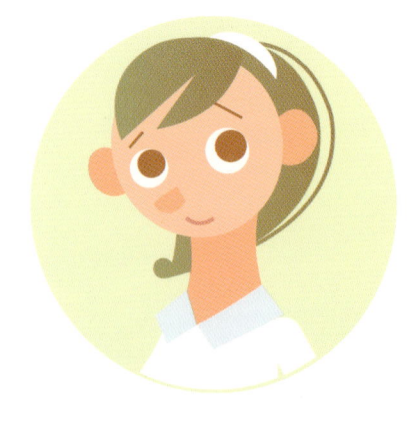

Part 1 検査・診査に関する悩み

CASE 2

私の悩みを聞いてください！

私の診査力は大丈夫？
~重度歯周炎における見落としやすいポイント~

宇津木三奈、小保内伸子／髙橋歯科醫院

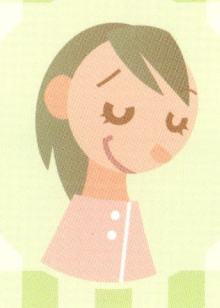

　私（宇津木三奈）は、新卒で勤務する髙橋歯科醫院に入局し、現在3年めの歯科衛生士です。まだ短い期間ではありますが、初心者ながら歯周治療に携わってきました。1年めの中頃から少しずつ、歯周炎の患者さんを担当するようになりました。3年めを迎えた今、あらためて1年めの自分が担当したケースを振り返ると、そのときには気づかなかったことや見逃していたことが少しずつみえてくるようになりました。

　今回は、私が初めて担当した重度歯周炎の症例における診査・原因推察・歯周基本治療・再評価・外科処置のそれぞれのステップごとに自分なりに気づいたことを挙げ、先輩（小保内伸子）の症例や視点と比較してみました。そのうえで、反省点、今後への課題をまとめてみました。

Part 1 検査・診査に関する悩み

初診時データ

患　者：45歳、女性
初診日：2005年3月
職　業：専業主婦
主　訴：検診希望、歯石を取りたい
口腔内所見：棚状の歯肉、舌・口蓋側に多量のプラーク、歯石の沈着あり、上顎前歯部はフレアーアウトしている、全顎的に5mm以上の歯周ポケットを認める
エックス線写真所見：全顎的な水平性骨吸収、4̄の垂直性骨吸収、重度歯周炎と診断
既往歴：HBVキャリア
喫　煙：なし

初診時の口腔内

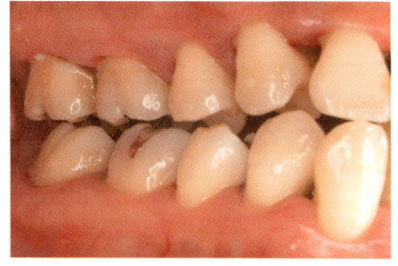

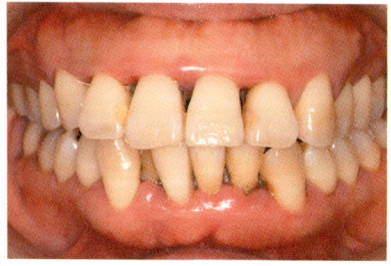

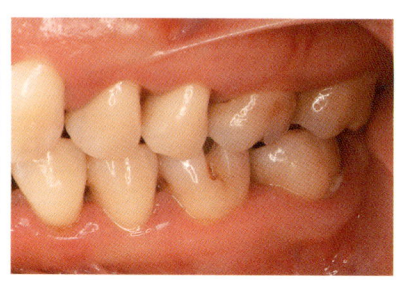

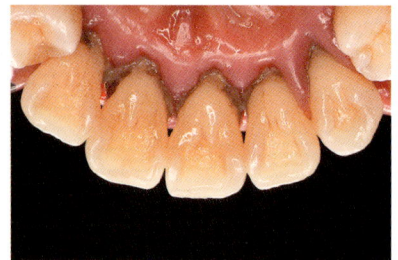

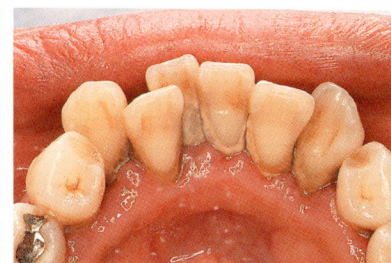

図1　初診時の口腔内写真（2005年3月）。舌・口蓋側に多量のプラーク、歯石の沈着を認め、上顎前歯部はフレアーアウトしている状態。

私の悩み〜重度歯周炎における見落としやすいポイントについて〜

1 初診時

■私の視点

患者さんは、45歳の専業主婦で、2005年の3月に区の検診で当院に来院されました。当院のある区の検診では、検査内容が限られており、患者さんの情報をくわしく把握することができませんでした。しかし、口腔内を拝見しただけで歯周炎が進行しているとわかる状態だったため、当院でくわしい検査を受けていただきました。なお、患者さんはB型肝炎ウイルス持続感染者（HBVキャリア）で、喫煙はされていません。また、ブラッシング時に毎回出血があることから、ご自身でも「自分は歯周病では？」と、心配する気持ちがあったそうです。

初診時の口腔内は棚状の歯肉をしており、歯周炎により上顎前歯部はフレアーアウトしている状態でした（図1）。頬側・唇側は歯ブラシが当たっているようですが、舌側・口蓋側はプ

私の診査力は大丈夫？〜重度歯周炎における見落としやすいポイント〜

初診時のプロービングチャート＆エックス線写真

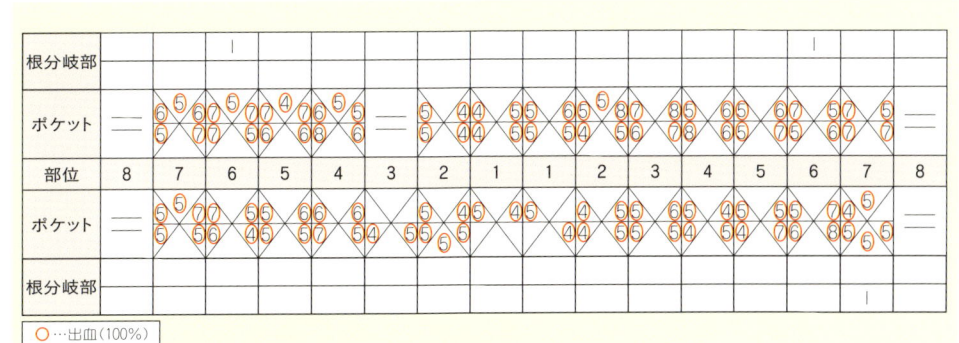

図2　初診時のプロービングチャート（2005年3月）。前歯部から臼歯部かけて全顎的に5mm以上の歯周ポケットが存在している。無記名箇所は3mm以下もしくは特定不可。

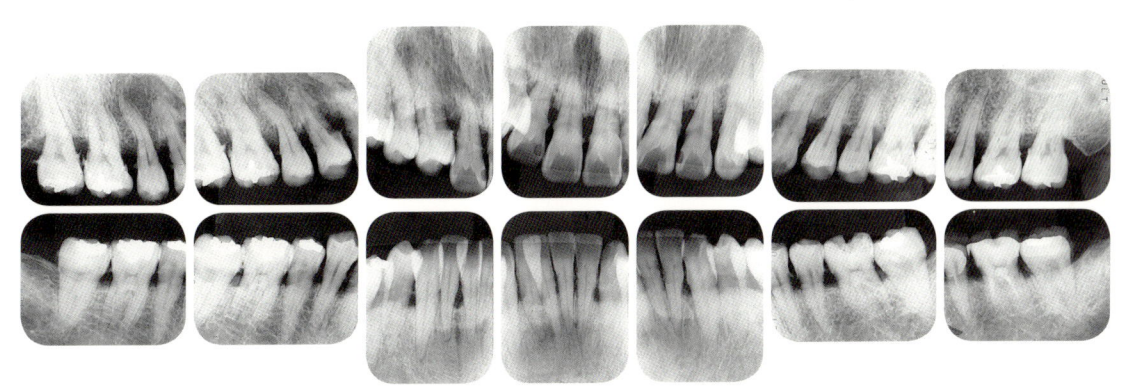

図3　初診時のエックス線写真（2005年3月）。全顎に及ぶ水平性骨吸収がみられる。

ラーク、歯石の沈着が著しく、歯頚部には通常歯肉縁下にみられる黒い歯石も認められました。

プロービング検査では、プロービング時の出血（BOP）100％で、6｜6｜7は根分岐部病変Ⅰ度、4｜2〜4｜6に8mmの歯周ポケットが存在していました（図2）。ただ、歯石がひっかかりプローブを挿入しづらかったこともあり、実際には全顎的にもう少し歯周ポケットは深かったと思われます。45歳の女性にしては、歯周炎がとても進行していると感じました。

エックス線写真からも歯肉縁下歯石の多量付着、全顎に及ぶ水平性骨吸収、4｜の垂直性骨吸収を認め、慢性の重度歯周炎と診断されました（図3）。

■先輩の視点
（1）患者さんの隠された気持ち

この患者さんは、ブラッシング時の出血から「自分は歯周病では？」と思ったようですが、通常、出血だけでそのように思うでしょうか。そう思った背景には、もしかして、ご両親が義歯を使っている姿を見ていたのかもしれません。あるいは、テレビや本で知識を得ていたのかもしれません。

そう考えてみると、情報収集しながら、なぜそのように思ったのか、原因について聞いてみると、患者さんの本当の思いに近づけると思います。

（2）口腔内診査

歯周炎の状況、進行度については、口腔内を診査すれば明確に数字で出てくると思います。宇津木さんの場合は、棚状形態の歯肉と読めていますが、その他はどうでしょうか。

歯肉の下の棚状の骨に対し、食いしばりはさほどないようにみられます。そして、注目したいのは下顎の叢生です。これらはなぜ発症したのでしょうか。

Part 1　検査・診査に関する悩み

エックス線写真読影

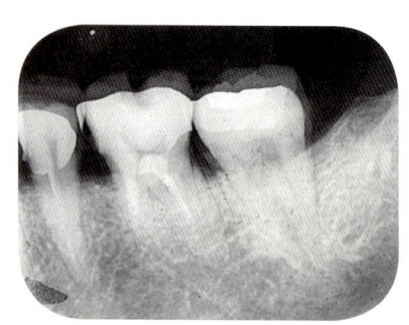

図5　6┃においては、根分岐部から遠心根への骨吸収がみられる。

患者さんの食生活記録

8:00	ごはん 納豆 卵焼き 味噌汁	…1杯（ごはん） （大豆） …1個（卵） …少々（大根、味噌、油あげ）
12:00	サンドイッチ カプチーノ	…6切（パン、バター、卵、からし、ポテト、トマト） …1杯（コーヒー、ミルク）
15:00	缶コーヒー チョコレート パンケーキ	…1缶（コーヒー） …1個（卵、チョコ、バター） …1切（砂糖、小麦粉）
19:00	コロッケ カツ 千切りキャベツ キンピラ イチゴ かぼちゃ煮物	…1個（じゃがいも、たまねぎ） …3切（豚肉） （キャベツ） （ごぼう、ニンジン） …3個（イチゴ） …1切（かぼちゃ、砂糖）
20:00	カプチーノ	…1杯（コーヒー、ミルク）
22:00	缶コーヒー	…1缶（コーヒー）

図6　患者さんは間食や外食が多く、水分は缶コーヒーやジュースで摂取していた。

正面観から、下顎の左側への偏位、4 3┃の口蓋側への強い歯軸の傾斜がみられますが、このことから頬杖などの態癖も考えられます。

　ここで私が担当した別の患者さんの口腔内写真をみていただきたいと思います（図4）。4┃に注目してください。この1枚の写真からどんな状態、治療計画を想像しますか？　みただけで、発赤・腫脹している浮腫性の歯肉、挺出や歯軸の傾斜より、支持骨の吸収度が想像されると思います。実際には、動揺度3で、歯周基本治療後の再評価時に、予後不良が予想されたため、抜歯となりました。

（3）エックス線写真読影

　では、宇津木さんのケースに

先輩の参考症例①

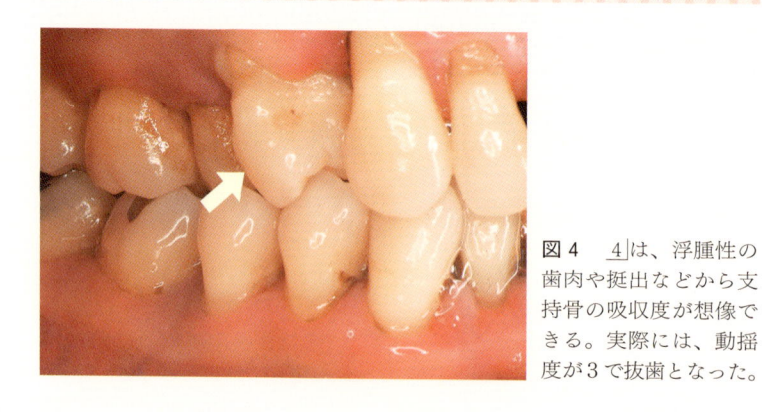

図4　4┃は、浮腫性の歯肉や挺出などから支持骨の吸収度が想像できる。実際には、動揺度が3で抜歯となった。

戻り、エックス線写真をみてみると、確かに前述しているとおり、水平性、垂直性の骨吸収もありますが、6 7┃をみてください（図5）。プロービング検査からの5mmを超える骨吸収だけでなく、6┃においては根分岐部から遠心根への急激な吸収や、頬側と舌側での骨頂のラインの差もみられます。棚状の骨形態においては、フラットな形をうのみにせず、骨縁下ポケットの存在も視野に入れておかなければなりません。そのため、さまざまな状況から、総合的に判断しなければいけないと思います。

私の診査力は大丈夫？～重度歯周炎における見落としやすいポイント～

セルフケア時の清掃補助用具

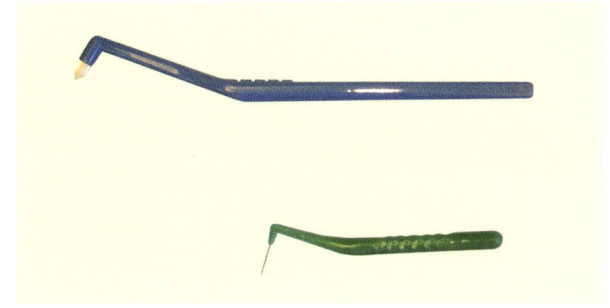

図7 セルフケア時に使用していただいたワンタフトブラシ（上）（plaut：オーラルケア）と歯間ブラシ（下）（DENT. EX、L：ライオン）。

（4）まとめ

最初の資料採得は、患者さんにとって慣れない歯科医院への不安や恐怖が影響し、また私たちも、まだ相手を知らない緊張から、目に入ったものをそのまま受け入れやすく、背景にある心理や本心を見落としてしまいがちです。

しかし、初めてだからこそ「なぜ、この歯はこんなにフレアーアウトしているのか？」「なぜ、ここだけ垂直性に骨吸収したのか？」など、細かい部分に着目し、原因を想像することで、検査以上の情報が集まるのではないでしょうか。

2 歯周基本治療

■私の視点■

（1）治療前のリスク診査

まずは、唾液検査、くわしい情報収集（生活スタイル・食生活等）を行い、患者さんのリスクを調べることから始めました。唾液検査の結果、SMクラス1・LBクラス0と、う蝕に対してのリスクは低かったのですが、逆にペリオチェックの結果は、＋＋という判定となり、歯周病に対するリスクは高いことがわかりました。

当院では歯周疾患を生活習慣病として把握することに努めています。そこで、食生活習慣を知るために、食生活記録表をお渡しし、3日間食べた物、量、時間といったすべてを書き出していただきました。その結果、間食は必ず毎日取っていることや、外食が多く、水分は缶コーヒーやジュース類で摂取していることがわかりました（図6）。

私は、患者さんに間食やジュース類での水分補給は控えていただきたいと思いましたが、「強くいい過ぎて患者さんとの関係がぎくしゃくしてしまったらどうしよう」という気持ちや、「私がいってもやめてくれないだろう」などのあきらめの気持ちが先に出てしまいました。結局、「あまり間食はしない方がいいですね」くらいのアドバイスに留めてしまい、食生活の中に踏み込むことができませんでした。

そのときは特に問題なく過ぎましたが、今思うと"間食をやめた方がよい"だけではなく、なぜやめた方がいいのか、そして間食によって引き起こされるリスクや、バランスのとれた食生活の必要性、生活全般へのアドバイスをきちんと伝えるべきだったと思います。

（2）歯周基本治療開始

口腔内は、フレアーアウト気味で歯肉退縮を起こし、歯間空隙が広かったため、TBI時の指導として、歯間ブラシ（DENT. EX、L：ライオン）を併用していただきました。さらに、$\overline{3+3}$舌側の叢生部にはワンタフトブラシ（plaut：オーラルケア）を使用していただきました（図7）。

スケーリング・ルートプレーニング（SRP）を開始すると、$\overline{3+3}$の叢生部位の隣接面にキュレットの刃が当てにくく、

Part 1　検査・診査に関する悩み

SRP後の歯肉の変化

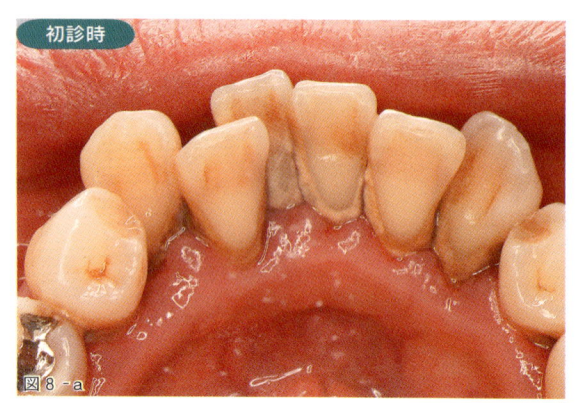

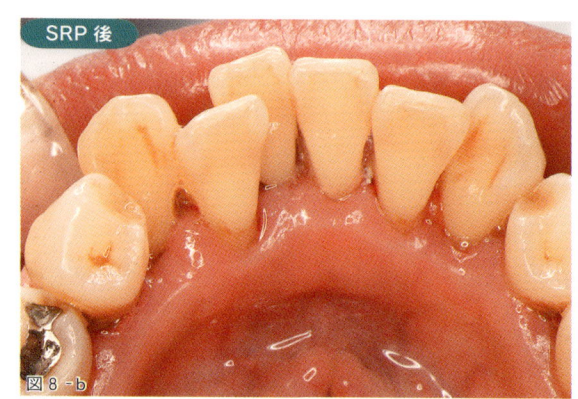

図8-a、b　SRP後、歯肉は引き締まったが、知覚過敏症状が出てきた。

5、6mmある歯周ポケット底までなかなか到達しませんでした。さらに、長い年月蓄積されていたせいか歯石自体がとても硬く、スムーズにSRPを行うことができませんでした。

そのため、2回め以降のSRPは局所的な麻酔下で行っていました。全顎のSRP終了後は、プラークコントロールが改善されたこともあり、歯肉に変化が出てきました（図8）。

歯科衛生士になり2年めを迎えた私は、歯肉に変化が出てきたことが大変うれしく、歯肉の変化にばかり目がいってしまい、その時点で2つの大切なことを見逃していました。

1つは、歯石を除去することにしか目が行き届かず、次のステップにいつ移行してよいのか、SRPを行う部位・順番なども考えずに行っていたことです。そしてもう1つは、コミュニケーション不足です。歯石除去ということに観点を置きすぎてしまい、なぜここまで歯周炎が進行してしまったのか？という背景や原因を考えていなかったり、患者さんはどうしたいのか？という本当の気持ちを捉えられずに、治療を進めていました。今思うと、歯周基本治療を進めていくうえで大切なことを踏み外していたと感じます。

■先輩の視点■

（1）次のステップへの移行

2年めの歯科衛生士がSRPにしか目が行き届かないのは、よくあることだと思います。だからこそ、SRP部位の順序を計画することが必要です。

まず、進める順序としては、歯周ポケットの一番重症な部位や、垂直性の骨吸収が著しい部位から始めるのが妥当です。この症例のように、歯石が非常に硬く、歯肉縁下に付着している場合は、超音波スケーラーを用いたうえで、さらにキュレットでSRPを行うことも、患者さんへの負担、チェアタイムを考えると有効かもしれません。

そして、一とおり全体をSRPし終わったら、もう一度再評価し、残石部位、歯周ポケットについて検証します。このとき、再SRPが必要なのか、外科処置を先に見据えるのか考えるべきでしょう。

（2）コミュニケーション

コミュニケーション不足による情報の不足・聞き逃しなどは、治療を進めるうえで避けたいことです。「なぜ、このような口腔内に至ってしまったか」「どんなお気持ちで来院されているか」「どのように治したいか」など、患者さんのことを考えると、次から次へと知りたいことが出てくるはずです。そう考えるとこの場合、現状に至っ

私の診査力は大丈夫？〜重度歯周炎における見落としやすいポイント〜

再評価時のエックス線写真＆プロービングチャート

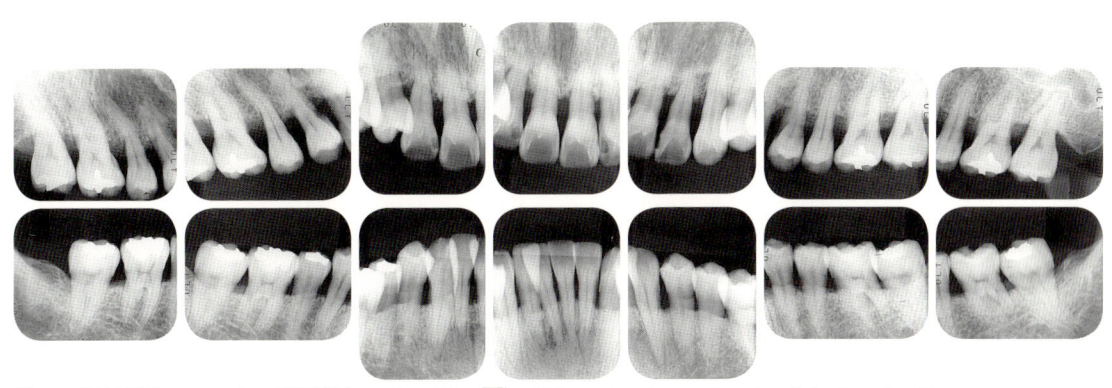

図9　再評価時のエックス線写真（2006年4月）。2|6 がオーバーインスツルメントになっている。

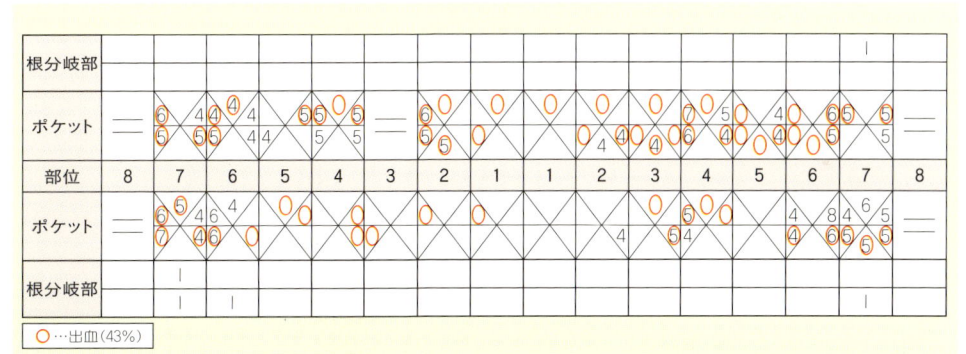

図10　再評価時のプロービングチャート（2006年4月）。初診時に比べ、BOP（＋）は半分以下に減少している。無記名箇所は3mm以下もしくは特定不可。○…出血（43％）

た原因に対する考察が不足していたと思われます。

3 再評価

■私の視点■

エックス線写真で確認すると、4|65|3|7 に残石が見られるのはもちろん、逆に 2|6 などオーバーインスツルメントになっている部位もありました（図9）。そのせいか、患者さんから、「しみる」「食べ物がはさまる」といった不満もうかがえました。私にとってはうれしい歯肉の変化も、私がきちんと説明しなかったため、患者さんに納得していただけなかったのだと思います。このことをとおして、コミュニケーションの重要性をあらためて実感しました。

さらに、歯石を探知できずにただやみくもにSRPをしてしまった結果、オーバーインスツルメントから、知覚過敏症を引き起こしてしまいました。その原因は、自分自身が歯の形態を把握できておらず、残石なのか、歯の形態なのか正しく判断できないままSRPを行っていたことだと思います。

また、プロービング検査ではBOPが100％から43％へと半分に減少したものの、まだ臼歯部を中心に5〜8mmの歯周ポケットが存在しているような状態でした（図10）。しかし、自分で再SRPを行っても、歯周ポケットを改善させる自信がなく、何度も同じことを繰り返し、患者さんに負担をかけるよりはと思い、歯科医師と相談し、7|6|6|7|7|6|6|7 は外科処置を行うことになりました。

■先輩の視点■

（1）治療前に伝えておくこと

宇津木さんのいうとおり、歯石の探知はできていたのか、歯

Part 1　検査・診査に関する悩み

先輩の参考症例②

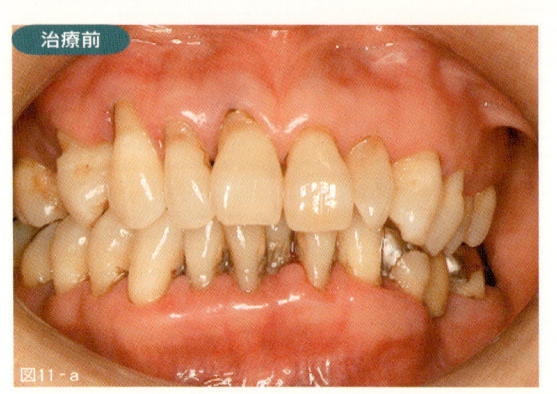

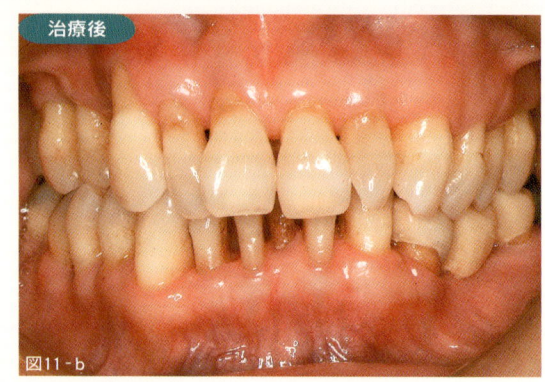

図11-a、b　歯周基本治療前後で、歯肉退縮や知覚過敏症状などの変化がみられたが、事前に説明していたためトラブルには至らなかった。

根形態は把握していたかということは、とても重要だと思います。ただ、それ以上に大切なのは、術前に、患者さんに治療をするリスクを伝えていたかということです。治療して症状がよくなるのは、当然のことです。しかし、治癒の結果、歯肉退縮やそれにともなう根面部などの知覚過敏症状が出る可能性を伝えておくべきだったと思います。SRP後の知覚過敏症状は、絶対ないとはいいきれません。

事前に伝え、患者さんの理解があるのと、ただ「しみてしょうがない」と思わせてしまうのとでは、大きな違いがあります。また、歯科衛生士がそこまで想像していたかということも重要なポイントだと思います。

参考までに私の症例を挙げると、見た目の変化とそれにともなう知覚過敏症状が出現しましたが、事前に説明していたためにトラブルには至りませんでした（図11）。

（2）歯周ポケットの残存

歯周ポケットが残存してしまったことについては、

①残石
②プラークコントロール不足
③咬合問題の関与

などが考えられると思います。
まず、その原因を探ってみましょう。歯科衛生士サイドの原因である残石については、どうして残ってしまったのか？ キュレットの届きにくい複雑な歯根形態なのか？ または、技術不足なのか？ といったことを検討してみてください。そこから、再SRPへトライするか、外科処置へ進むかの見極めができると思います。

4 外科処置

■ 私の視点 ■

再評価時にも全顎のエックス線写真を撮影したので、自分なりには骨の形態をイメージしていましたが、いざ外科処置を行ってみると、自分のイメージしていた形態とは大きく異なっていたことに驚きました。

6 7 はエックス線写真でみると確かに骨吸収はありますが、他部位に比べると、それほど骨吸収は進行していないと思っていました（22ページ図5）。しかし外科処置を行ってみると、頬舌側では骨頂のラインが異なり、6 7 の舌側遠心に垂直性骨吸収がありました。

浸潤麻酔下でSRPを行った際、プロービングして骨形態の把握を行っていたのですが、ここまでの骨吸収は自分で捉えることができませんでした。また、エックス線写真でも頬側の骨頂ラインばかりに目がいき、舌側の骨頂ラインを正しく判断できていなかったことに気づきました。

26

私の診査力は大丈夫？〜重度歯周炎における見落としやすいポイント〜

悩みに対して私がしたこと・考えたこと

1 主訴解決に捉われてしまった

今回先輩と比べてみて、自分に足りない部分が多くあることに気づきました。1つは、私自身重度歯周炎の患者さんを担当するのが初めてなこともあり、主訴の解決のみに捉われてしまったことです。

先輩のケースをみてみると、最初の時点できちんと全体を把握し、患者さんの気持ちに寄り添って歯周基本治療を行っていることがわかります。ところが、私の場合は口腔内をみても歯肉ばかりに目がいってしまい、歯肉以外への目配りが足りなかったと思います。そのため、SRP前になぜ現在のような状態になってしまったのかという原因についての考察をしておらず、SRP後の歯肉の変化も想定できていませんでした。

2 コミュニケーション不足

もう1つはコミュニケーション不足です。歯周治療を行っていくうえで、歯間部の歯肉が下がってしまうことや、しみやすくなる可能性があることを患者さんに事前に伝えていれば、不安な気持ちを和らげることができたかもしれません。前述したように、食生活指導やTBI等で患者さんにとってマイナスの面をお伝えするとき、私はその場を穏便に済ませるために、伝えるべきことをおざなりにしていたと思います。

同じように、SRPにおいても回数を重ねるにつれ、患者さんのプラークコントロールがおろそかになってしまい、歯肉が後戻りすることがあったのに、私は適切な対応をしていませんでした。

今振り返ると、たとえマイナス面であっても、ときにはこちら側の思い・気持ちをきちんと伝えなければいけないと感じました。

今後の課題

今回、あらためてもっとも必要だと感じたのは、自分の処置に対して、エビデンスに基づいて責任を持って行うべきだということです。今までは"歯石が存在するから"といった理由のみでSRPを行い、SRPを行う部位の順番も、ただ前歯部から小臼歯部、大臼歯部と流れているだけで、「なぜこうなってしまったか」という背景や理由を考えていませんでした。そのため、患者さんの気持ちや歯肉以外の多くのことを見逃していたと思います。

今後は、現在のような状態になってしまった理由や背景なども考え、患者さんに寄り添っていきたいです。そして、目標ばかりに目を向けるのではなく、ひとつひとつをつねに振り返り、自分をみつめ直してもっといろいろな面での視野を広げていきたいと思います。

患者さんを引き継いで／小保内伸子

本欄は、月刊『歯科衛生士』掲載以降に新たに執筆した内容です。

本症例においては、最終的に患者さんの「健康になりたい！」という強い意志とそのお気持ちを共有した担当歯科衛生士の粘り強く真摯な取組みによって、患者さんをメインテナンスに送り出すゴールまでたどり着くことができました。

患者さんは歯肉の健康を取り戻すことによって、毎日の生活にも前向きな姿勢が戻られたのでしょう。歯周治療終了後、さらに歯列矯正治療をご希望され、専門医へと紹介することになりました。

今後は、重度歯周炎のメインテナンスと歯列矯正医による治療というまた違った角度での難しい対応が続きますが、患者さんのさらにアップした「健康で美しくいたい！」という思いを受け止めながらかかわっていきたいと思います。

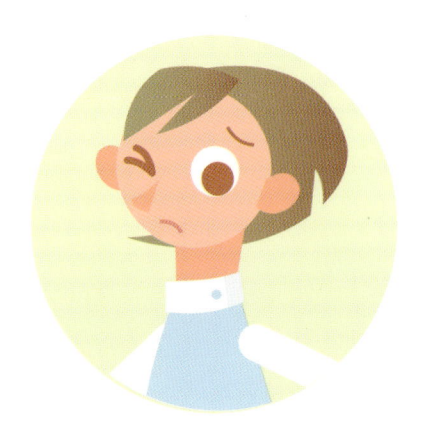

Part 1　検査・診査に関する悩み

CASE 3

私の悩みを聞いてください！

重度歯周炎患者のリスクファクター、どこをみればいいの？

山口菜穂子／土屋歯科クリニック& WORKS®

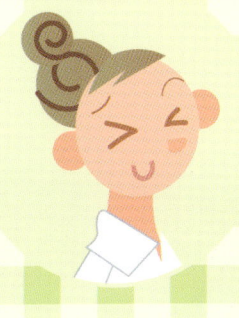

【アドバイス】
土屋和子／フリーランス（株式会社スマイル・ケア代表）

　私は、歯科衛生士になり7年めになります。毎日、患者さんの口腔内の健康獲得・維持を目的として仕事に取り組んでいますが、多種多様な口腔状況や生活習慣などに接するたびに、患者さんを診る十分な知識と技術が必要だと痛感します。また、短い診療時間の中でどのようなところに着目して、リスクを把握しモチベートを行いサポートすればいいのかと、日々頭を悩ませています。
　今回は、ある重度の歯周炎患者さんの口腔内状況や生活環境などから、歯周病におけるリスクファクターについて考えてみたいと思います。

Part 1 検査・診査に関する悩み

初診時データ

患 者：Hさん、50歳・男性
初診日：2006年4月
主 訴：数年前からときどき|3に違和感があり、歯周病の進行が心配
口腔内所見：プラーク量は少ない、臼歯部咬合高径が低く、上下前歯が強く接触、上顎前歯部3＋3歯間離開・歯の動揺、頬側骨隆起あり、|3プロービング値5〜12mm　歯肉は厚く2壁性・3壁性の歯周ポケット、出血・排膿あり
エックス線写真所見：3＋3の著しい骨吸収、臼歯部に垂直性の骨吸収、重度歯周炎と診断
既往歴：全身疾患なし

初診時の口腔内

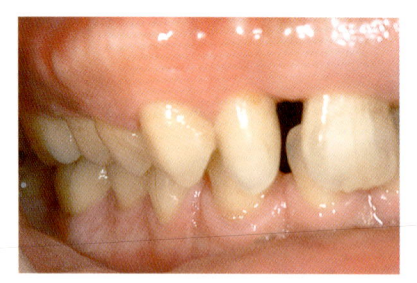

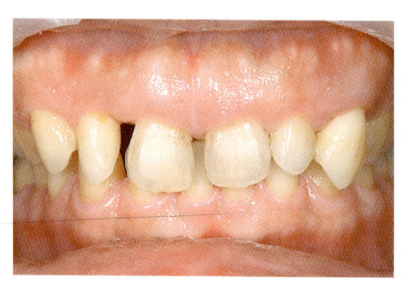

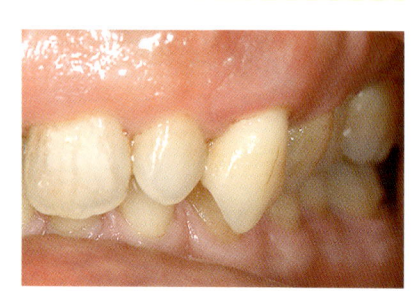

図1 初診時の口腔内写真（2006年4月）。主訴である|3の歯肉は、腫脹・発赤し、排膿が認められる。被蓋も深い。

私の悩み〜重度歯周炎患者のリスクファクターについて〜

1 初診時

　患者さんは、50歳の男性・Hさんです。以前受診されていましたが、しばらく来院が途絶えていました。|3に以前から違和感があり歯周病の進行が心配ということで、今回健診を主訴に1年半ぶりに来院されました。口腔内をみると、プラークはそれほど多くないものの、被蓋が深く3＋3はフレアーアウトし動揺がありました。また、歯肉には厚みがあり、頬側に骨隆起がみられました（図1）。

　パノラマエックス線写真からは、3＋3に著しい骨吸収、臼歯部に垂直性の骨吸収が認められました（図2）。プロービング検査では、|3に発赤および5〜12mmの深い歯周ポケットがみられ、頬舌側からは出血・排膿も認められました。また、全体的に2壁性・3壁性の歯周ポケットでプロービング時には付着組織の根面からの広がりが認められました（図3）。

　さらに、歯周病原性細菌の種類や割合を知るために、PCR法（polymerase chain reaction）（BML社）による細菌検査を行いました（表1）。その結果、A. actinomycetemcomitans（A.a. 現：H. actinomycetemcomitans）菌、P. gingivalis（P.g）菌は菌数の比率が0.00％なのに対し、B. forsythus（B.f）菌は22.37％と高い比率になりました。このようにB.f菌の比率が高い場合、深在性・活動性の歯周病と診断されます。このことから、難治性タイプの重度歯周炎であると判断されました。

　喫煙に関しては、禁煙され11年経過しますが、以前は20本×365日×25年＝182,500本を

30

重度歯周炎患者のリスクファクター、どこをみればいいの？

初診時のエックス線写真＆プロービングチャート

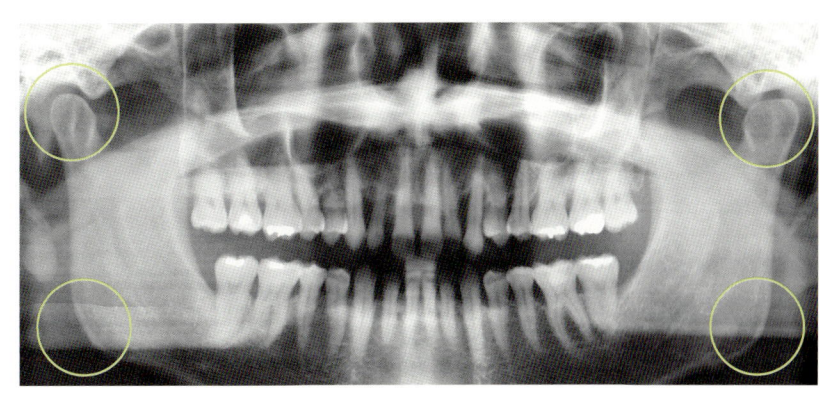

図2 初診時のパノラマエックス線写真（2006年4月）。下顎のエラが張り下顎骨の幅が広く、左右の下顎頭の形態が異なることがわかる。このことから、咬合力が強く、日常生活において咬合に偏りがあると考えられる。

図3 初診時のプロービングチャート（2006年4月）。全顎的に出血があり、2壁性・3壁性の歯周ポケットで前歯部に動揺が認められる。また、|3以外にも排膿が認められる。

○…出血　―…排膿　●…出血＋排膿

細菌検査結果

表1 PCR法（BML社）による細菌検査結果。6|6 5|4から歯周ポケット内滲出液を採取したところ、B.f菌の比率が高いことがわかった。

	菌数（対数値）	菌数（実数値）	対総菌数比率（%）
主な口腔内総細菌	6.6	3,800,000	
A. actinomycetemcomitans	1.0未満	10未満	参考値 0.00%
P. intermedia			
P. gingivalis	1.0未満	10未満	参考値 0.00%
B. forsythus	5.9	850,000	参考値 22.37%
T. denticola			
F. nucleatum			

喫煙されていました。つまり、その間体内にたばこのニコチンが蓄積され、歯周組織の破壊が起こったと考えられます。

Hさんのお話では、「30歳の頃から歯肉にときどき違和感があったけど、仕事が忙しくて受診できず、その頃から少しずつ、前歯にもすき間が出てきた」とのことです。このことから、Hさん自身は数年前から口腔疾患の自覚を持っており、歯周病が20年間のうちに活動期と慢性期を繰り返し進行してきたと考えられます。

また、歯肉縁下に多量の歯石が付着していたことから除石の必要性をお話しました。すると、以前他院で麻酔下での除石を経験され、施術後に痛みが出たため、今回は無麻酔で行って

31

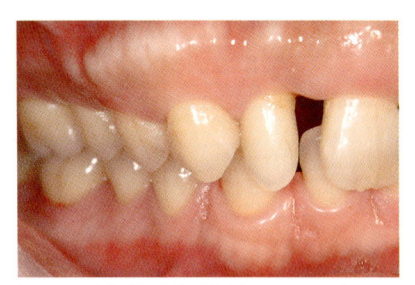

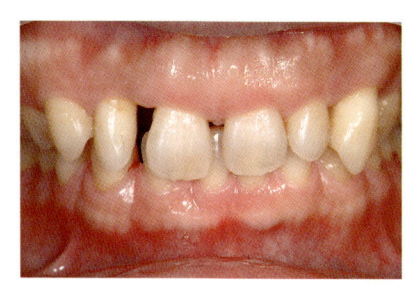

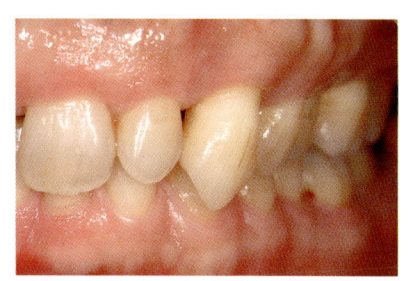

Part 1　検査・診査に関する悩み

歯周基本治療4回めの口腔内

図4　歯周基本治療4回め（2006年6月）。3+3は歯肉退縮、2|3に軽度の知覚過敏が認められる。|3の腫脹、排膿、違和感は消失した。

ほしいと強く希望されました。

なお、Hさんは口腔に排唾管がかかっていても平気でお話されます。人によっては会話で恐怖心を紛らせる場合もありますが、Hさんは「話好き」の性格によるものだと感じました。

2 歯周基本治療の経過

Hさんは多忙であることから、効率よく治療を進めていくことを話し、4回の来院で歯周基本治療を行う治療計画を立てました。以下に経過を示します。

（1）初診（2006年4月）

情報収集・視診・口腔内写真とエックス線写真撮影・歯周組織検査・細菌検査後、歯周基本治療計画を立て、提案しました。

（2）1回め（2006年5月）

無麻酔で全顎に超音波スケーラーを用いてスケーリングを行いました。しかし、歯周ポケットが7mm以上の所は疼痛があり、器具を挿入することができませんでした。

（3）2回め（2006年5月）

|3の違和感が強くなり、緊急に来院されました。応急処置として、歯周ポケット内洗浄・ペリオフィール®注入・セフェム系の抗生剤の投与を行いました。

|3の急性症状の原因の1つとして、歯周ポケット深部の除石ができていないことが考えられます。前回の来院時は、無麻酔で施術したため、痛みが強く深部の歯石を除去できなかったことを伝え、次回は深部の歯石を除去するため麻酔下で施術することを了承していただきました。

（4）3回め（2006年5月）

3+3に麻酔をし、超音波スケーラーを用いて歯肉縁下のスケーリングを行いました。さらに、歯周組織の活性化を図るため、リペリオ（ウエルテック）を用いて、1日2回指で歯肉マッサージをするようセルフケアのアドバイスをしました。マッサージをすることで、毎日自分自身で歯肉の引き締まり状態を確認できるという利点がありま

す。また、約2年前から、夜に歯間ブラシの使用とコンクールF（ウエルテック）によるうがいを習慣にされており、そのまま継続していただきました。

（5）4回め（2006年6月）

全顎の除石を行い、取り残した歯石を確認後、歯周ポケット内洗浄を行いました。口腔内を確認すると、3+3には歯肉退縮がみられ発赤が改善していました。また、2|3には軽度の知覚過敏が認められましたが、|3の違和感は消失しました（図4）。

3 再評価

歯肉は線維性で厚みがあるため、施術前後の著しい変化はありませんが、|3の乳頭部には歯肉退縮が認められ、排膿や違和感は消失し、患者さんには明らかな治療効果を実感していただくことができました。

＊＊＊

では、どうしてここまで重度に進行した歯周病に至ったのでしょうか？

重度歯周炎患者のリスクファクター、どこをみればいいの？

情報収集から得られたHさんのデータ

容姿
片手にスーツの上着
かなり重い荷物
腕まくりをしている

表情 あまり表情に出さず淡々と話す

姿勢 やや猫背

移動時の動き方 ゆっくり腰をおろしている

あいさつの仕方
目を見てそのまま違う話をし始める

趣味 テニス（ときどき）

首、肩、腰の痛みとコリ
首、肩、腰にコリを感じている
ときどきマッサージに行く

偏頭痛 季節の変わり目に頭痛が発生

眼窩部の痛み なし

性格 話好きで表情には表さない

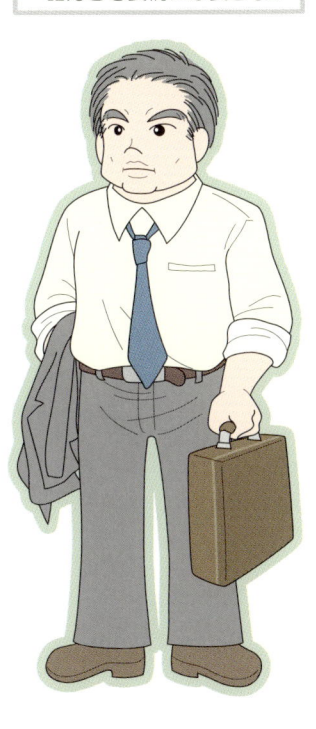

生活背景
・社会的立場
　会社：同じ職場に13年勤務
　家族：妻、長男13歳、次男10歳

・ブラッシング：2回／日
　起床時　1〜2分
　昼　　　洗口
　就寝前　1〜2分

　歯ブラシ：市販の毛先軟らかく細いタイプ
　　　　　　＋歯間ブラシ＋コンクールF
　　　　　（2年前から使用）

・飲食
　朝3分：トーストなど軽め（家）
　昼15分：弁当（外）
　夜15分：（家）
　間食なし、酒×　※お茶500ml

・喫煙
　20本×365日×25年＝182,500本
　11年前に禁煙（理由：風邪が治らなくなった）

顔貌
・下顎のエラが張っている
・頬側や首の筋肉が発達、緊張している
・口唇筋が発達している

図5　情報収集から得られたHさんのデータ。

悩みに対して私がしたこと・考えたこと

歯周病の進行に関与する因子には、加齢・遺伝性素因と後天的・環境因子があります。そこで、図5に情報収集から得られたHさんのデータをまとめてみました。また、そこからみえてきたものを以下に整理し、Hさんのリスクを考えてみました。

1 生活習慣からわかること

Hさんは約11年前から禁煙・禁酒を心がけていることから、40歳頃から健康に対する価値観が高まったようです。その背景には、現在13歳のお子さんがおり、家族のことを思っての責任感があると考えられます。

さらにこの20年間のうちには、加齢とともに免疫力の衰えやプラークの感受性・ストレスの耐性度も変化してきます。Hさんは風邪が治りにくくなったことを自覚して禁煙されており、この原因は「免疫力の低下」と思われます。

また、ストレスの耐性度にも注目する必要があります。ストレスの原因となる金銭・仕事・家族などの問題は、個人の受け取り方（評価・認識）によって大きく影響されるためそれを回避する手段として、酒・たばこに頼ったり、生活習慣が乱れることで二次的な炎症性疾患につながる場合も考えられます。

また、精神的ストレスが加わると、咬筋が強く緊張することから、ブラキシズムやクレンチングが強くなったことも考えられます[9]。Hさんの場合、臼歯咬合面が咬耗し、咬合高径が低くなり、前歯での上下の接触が強くなったと推測されます。さらに、加齢によりその影響が大きくなったのではないでしょうか。そしてその結果、咬合性外傷により前歯の歯間離開が生じフレアーアウトしたものと判断できます。

さらに、広汎にわたる水平性の歯周組織の破壊があるところに過剰な

33

Part 1 検査・診査に関する悩み

顎関節症に関係する生活習慣

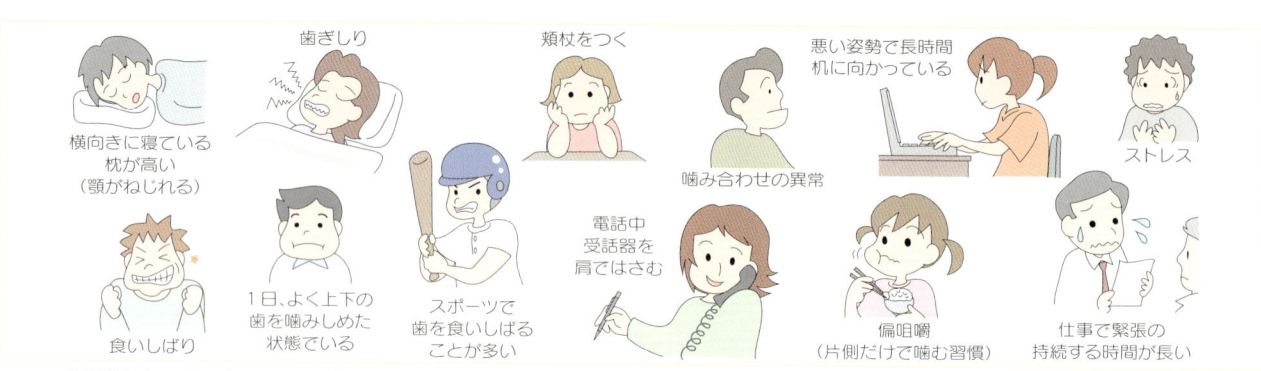

図6 顎関節症を引き起こす可能性のある生活習慣（参考文献10より引用改変）。

顔貌からわかること

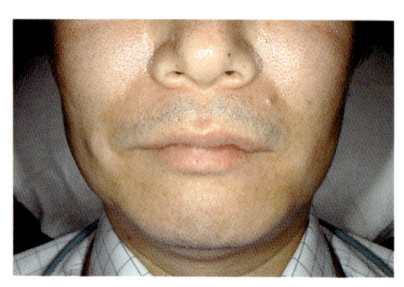

図7 下顎のエラの張り、右側の頰側筋の発達、輪郭のゆがみ、口角の位置の違いがわかる。

顔貌の観察項目

表2　顔貌の観察項目

- クレンチング
- ブラキシズム
- 嚥下の仕方
- 咬合状態
- 筋機能および顎運動

咬合力が関与することによって、歯周組織の破壊が内方に向かって深化し、歯槽骨が垂直性に破壊されたと考えられます。

また、ときどき頭痛があるとの報告から、側頭筋の緊張が強く疼痛をともなっている可能性が判断できます。特に利き手である右側の顎や顎関節に症状が出ており、Hさんが日常で歯を食いしばって重い荷物を持つ習慣が影響していることが考えられました（図6）[10]。

2 飲食状況からわかること

図5の飲食状況から早食いの傾向があり、よく咀嚼していないと考えられます。その背景には仕事の多忙さもあるようです。時間のゆとりがあれば、食事内容や時間も変わるでしょう。ひいては、入浴やブラッシングなど自分にかける時間も多く持てるものと思います。

このように、多忙でゆとりのない生活習慣がさまざまな影響を与えていることがわかります。

3 顔貌からわかること

顔貌をみると、下顎のエラの張り、頰筋や首の筋肉の発達と緊張が認められます。慢性的な首や肩の痛みを自覚するとのことです。また、口唇筋も発達しています（図7）。

顔貌から得られる情報として、左右の頰筋の発達の違い、オトガイの位置、下顎の形態やゆがみ（輪郭）、口唇の閉じ方、口角の位置などがあり、筋肉の発達の違いから機能の強弱が判断できます（表2）。Hさんは右側で強く咀嚼している可能性が考えられました。

また、頰杖をつく習慣の有無や就寝時の顔の向きなどが、下顎の発達に影響する場合もあるので、情報収集時に確認するといいと思います。

4 歯の状態からわかること

前述のように、骨隆起や歯の咬合面の咬耗から、ブラキシズムやクレンチングの習慣も判断できます（表3）。パノラマエックス線写真を見ると下顎骨の幅が広く、咬合力の強さが想像できます（31ページ図2）。

5 口唇や舌、粘膜からわかること

口唇筋が発達しており、口唇にしっかり力を入れられることがわかります（表4）。また、頰粘膜と舌の

重度歯周炎患者のリスクファクター、どこをみればいいの？

歯の観察項目

表3　歯の観察項目

- 摩耗、咬耗、傾斜、移動
- 歯髄炎症の有無
- 歯列状態
- バイファーケーションリッジ
- ルートトランクの距離
- 隣接面コンタクトの状態
- 智歯の位置
- フードインパクションの有無
- 歯槽骨
- 歯周組織
- 補綴物、修復歯の機能と変化
- 歯の破折

頬・口唇・舌の観察項目

表4　頬・口唇・舌の観察項目

- 舌
- 粘膜
- 口唇の炎症、傷
- 付着組織の厚み、幅
- 口腔乾燥
- 口唇、舌の悪習慣と形
- 小帯の位置、形
- 強い筋力（悪習癖）

頬・舌からわかること

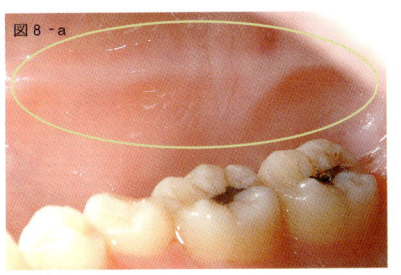

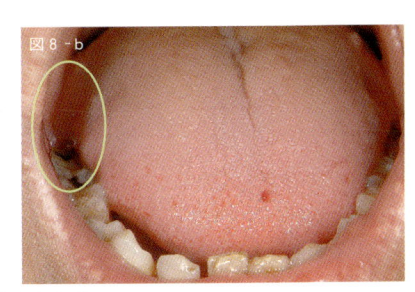

図8-a、b　頬粘膜および舌には歯の圧跡がみられた。

模型からわかること

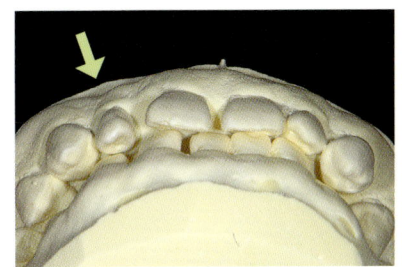

図9　2|の頬骨が少ないのがわかる。

側面に歯の圧跡があり、舌圧が強いことがわかります（図8）。そのため、口腔内への器具の挿入が妨げられる場合があることから、清掃用具の使用時には、椅子に座るなどリラックスした体勢で筋肉を緩やかにして行うようアドバイスしました。

さらに、開口すると反射的に舌が前方に移動する癖もありました。このことから、3+3のフレアーアウトの原因として、舌癖も考えられ、食いしばるときなどに舌が前へ出てきてしまう可能性もあります。これは、上顎の歯列弓が下顎よりもかなり大きい形態（帯円方形歯列弓）であることからも推測されました。

6 模型からわかること

模型をみると、2|だけ頬側の骨が少ないことが確認できます（図9）。このことから、過去に著しく活動性の歯周組織の破壊があったことが考えられます。

＊＊＊

ここまでリスクファクターについてみてきましたが、さまざまな問題がひそんでいました。Hさんは、30歳台に歯周病と診断されたこともあってか、「自分の歯を残したい」という要望をお持ちでした。つまり、仕事の都合で受診を左右されるものの、必要性は理解されていたと考えられます。このことが、リスク改善の理解や努力につながり、思うように受診できない分、セルフケアをしっかりされていたのでしょう。

今後の課題

今後は、リスクファクターを踏まえ、メインテナンスについて考えたいと思います。Hさんの場合、積極的な治療を望まれなかったため、これ以上悪化させないことを目標とした"妥協的メインテナンス"を行うことにしました[12]。つまり、患者さんと医療者側がさまざまな問題を理解したうえで納得し、現状維持を目標

Part 1　検査・診査に関する悩み

にした管理をする必要があります。
　今回は、リスクの軽減として「咬合力の調整」と「歯周病菌の減少」がもっとも重要であることがわかりました。そのため、来院時には必ずフレミタスチェックを行い、咬合が強く関与していないかどうかを歯科医師とともに診る必要があります。

　また、B.f菌の比率が多いことから深在性であり、安定した歯周組織を得るのに時間が必要であると考え、2～3週間ごとのメインテナンスを設定し、セルフケアでのプラークコントロールのようすをみています。最終的に2～3ヵ月のメインテナンスにより細菌のコントロールが

できれば理想的だと思います。
　Hさんを担当し、歯周病のさまざまなリスクファクターを理解し、どこを診て、何を把握し、どのように対応し、何を患者さんに伝えなければいけないのかを考える良い機会になりました。これを他の患者さんの対応時にも活かしたいと思います。

参考文献
1. 岡 賢二, 藤木省三, et al(編著). 月刊「デンタルハイジーン」別冊　わかる！できる！実践ペリオドントロジー. 東京：医歯薬出版, 1999.
2. 熊谷 崇. 歯科衛生士のための健康志向の診療室づくり　改訂―リスク診断と予防治療. 京都：永末書店, 1996.
3. 宮崎真至, et al. 今日からはじめるPMTC. 東京：デンタルダイヤモンド, 2005.
4. 三上直一郎. 月刊「デンタルハイジーン」MOOK 歯肉を診る　歯肉を読む. 東京：医歯薬出版, 1997.
5. 月星光博. 月刊「デンタルハイジーン」別冊　もっと生かそうX線写真. 東京：医歯薬出版, 1997.
6. 北川原 健(編). 月刊「デンタルハイジーン」別冊　これでマスタープロービング. 東京：医歯薬出版, 2000.
7. 金子 至(編著). 月刊「デンタルハイジーン」別冊　実践・歯周治療へのチームアプローチ. 東京：医歯薬出版, 1995.
8. 川口陽子, 土屋和子(編). 月刊「デンタルハイジーン」別冊　ライフステージからみた患者さんのからだとこころ. 東京：医歯薬出版, 2005.
9. 伊藤公一(監修), 土屋和子, 安生朝子, 村上恵子(著). 別冊「歯科衛生士」ワンランクアップ・PMTC. 東京：クインテッセンス出版, 2001.
10. 山崎長郎(監修), 今井俊広, 今井真弓, et al(著).「the Quintessence」別冊　臨床咬合補綴治療の理論と実践. 東京：クインテッセンス出版, 2003.
11. 山本浩正. イラストで語るペリオのためのバイオロジー. 東京：クインテッセンス出版, 2002.
12. 吉江弘正, 宮田 隆(編著). 歯周病治療のストラテジー. 東京：医歯薬出版, 2002.

先輩歯科衛生士からのアドバイス

さまざまな視点から診る

土屋和子／フリーランス
（株式会社スマイル・ケア代表）

　昨今、歯科衛生士担当制のシステムが浸透してきましたが、そのシステムを成功させる鍵は、個人の歯科衛生士の力量にかかっています。今回の症例においては、1人の患者さんをさまざまな視点から診ることができたと思います。来院される患者さんは千差万別であり、それぞれに適した視点と対応が必要です。それはとても難しく、豊富な知識と熟練した技術が必要ですね。
　顔貌や表情・言動などからその生活や心情を察し、情報収集や視診・エックス線写真などからその症状・原因・経過を把握する――これらを「どこまで深く読むことができるか」といった能力は、ただ漠然と捉えているだけでは身につきません。つねに真摯に向き合い、豊富な知識を持って判断することが必要ですし、何よりも時間が必要です。つまり、経験から学ぶことが多く、より多くの患者さんを担当することで身につきます。私が、担当する患者さんのさまざまな視点から得られる情報に納得できるようになったのは、40歳を過ぎてからです。つまり、20年のキャリアを経てようやく「身についてきたな」と実感できたものです。
　私たちは、医療人であり、人を診るというその責任を自覚したいですね。そのためにも、さまざまな視点を広げ、深く考察できるよう、つねに学ぶ姿勢を持ちたいと思います。そうすれば、「プロフェッショナル」であることに自信が持てるようになるでしょう。キャリアを重ね、充実した仕事の時間を過ごしてください。

Part 2 対応法に関する悩み

CASE 4

私の悩みを聞いてください！

同じような状況なのに歯周基本治療の結果が異なるのはなぜ？

山口志穂／笠島歯科室

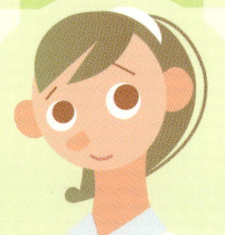

　私は臨床経験9年めの歯科衛生士です。勤務している笠島歯科室は、開業して7年になります。開業当初より修復処置と同様に口腔の健康を回復・維持することを目標に取り組んできました。院長とともに他医院の先生方や歯科衛生士の方々にいろいろ教えていただきながら、現在も診療室作りをしています。

　今まで臨床で疑問に思ったことはたくさんありましたが、今回は、同程度の歯周病の患者さんの症例をとおして、歯周基本治療の結果、一方は改善され、もう一方はされなかったのはなぜなのか、その理由を考えてみたいと思います。

Part 2 対応法に関する悩み

症例1：初診時データ

患　者：Aさん、35歳・女性
初診日：2001年12月
職　業：専業主婦
主　訴：全体的に歯肉が腫れて痛む
口腔内所見：全顎的な歯肉の発赤・腫脹あり、中等度

歯周炎と診断
エックス線写真所見：中等度の骨吸収、歯肉縁下に歯石あり、中等度歯周炎と診断
既往歴：なし
喫　煙：なし

初診時の口腔内&エックス線写真

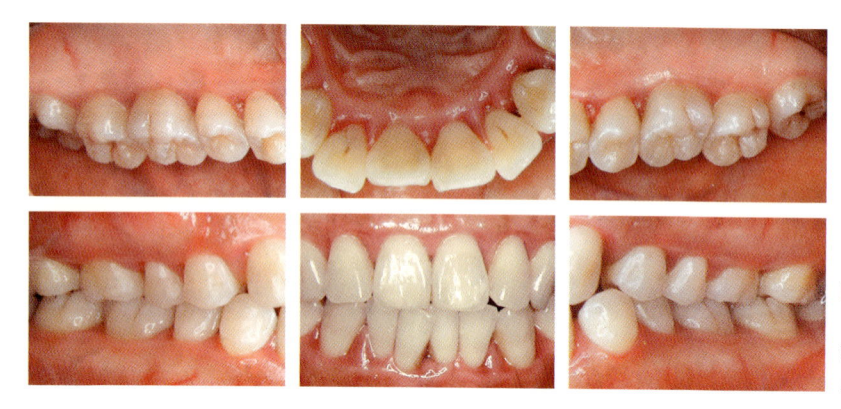

図1　初診時の口腔内写真（2001年12月）。プラークはそれほど多くないが、歯肉の腫脹が認められる。ブラッシング時も出血があり、患者さんは|2付近に痛みを感じていた。

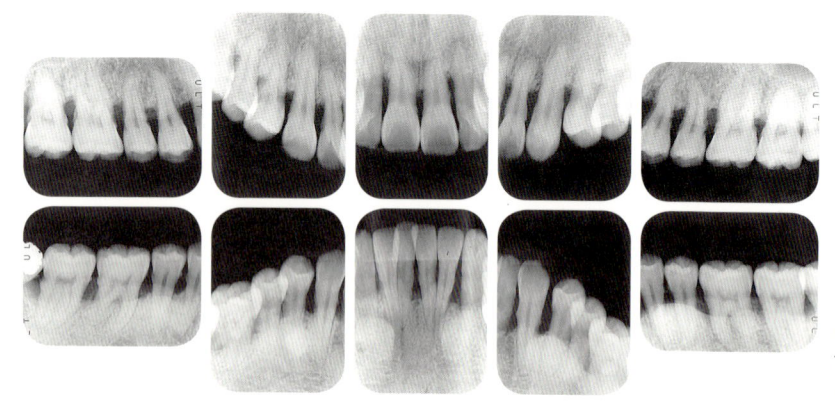

図2　初診時のエックス線写真（2001年12月）。骨吸収は中等度で、歯肉縁下に歯石が認められる。

私の悩み～似たケースなのに、歯周基本治療の結果が異なった原因について～

　中等度歯周炎の患者さんであるAさんとBさんに、同じようにスケーリングおよびスケーリング・ルートプレーニング（SRP）をし、再評価を行いました。すると、Aさんは再SRP後、7ヵ月めに歯肉が落ち着きましたが、Bさんは何ヵ月待っても4mm以上の歯周ポケット（以下ポケット）が残る状態でした。
　笠島歯科室では、処置後1～3ヵ月で再評価を行い、治ってきているか診査します。この2症例においては、治療内容や再評価の時期などは同じでした。にもかかわらず、一方は改善され、もう一方は改善されなかったのはなぜなのでしょうか。

同じような状況なのに歯周基本治療の結果が異なるのはなぜ？

初診時のプロービングチャート

図3 初診時のプロービングチャート（2001年12月）。全体的に4～6mmのポケットでBOPも多く、排膿もある。

○…出血　○…排膿　●…出血＋排膿

再SRP 6ヵ月後の口腔内＆プロービングチャート

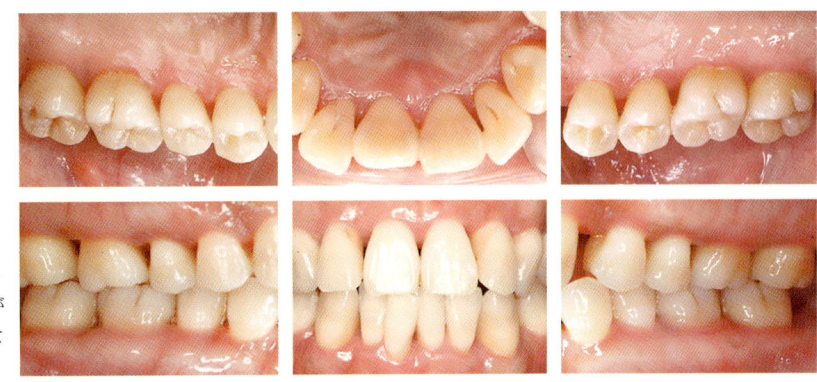

図4 再SRP 6ヵ月後の口腔内写真（2003年5月）。以前は体調が悪いと歯肉が腫れることがたびたびあったが、この時点ではそのような症状はなくなった。

○…出血

図5 再SRP 6ヵ月後のプロービングチャート（2003年5月）。出血部位は数ヵ所あるが、急性発作を起こすこともなく、月を追うごとに歯肉がしっかりしてくるように感じられる。

1 改善されたケース

Aさんは、2001年12月に「全体的な歯肉の腫れと痛み」を主訴に来院されました。口腔内をみると、プラークはそれほど多くないものの、腫脹が認められました（図1）。特に、2が痛むとのことで、ブラッシング時の出血もありました。エックス線写真からは、中等度の骨吸収と歯肉縁下の歯石が認められました（図2）。また、プロービング検査では、全体的に4～6mmのポケットと出血（BOP）があり、排膿が認められる部位もありました（図3）。これらのことから、中等度歯周炎と診断されました。

歯周基本治療を始めた頃は、ブラッシングによる歯肉の傷が

Part 2　対応法に関する悩み

初診時より4年後の口腔内

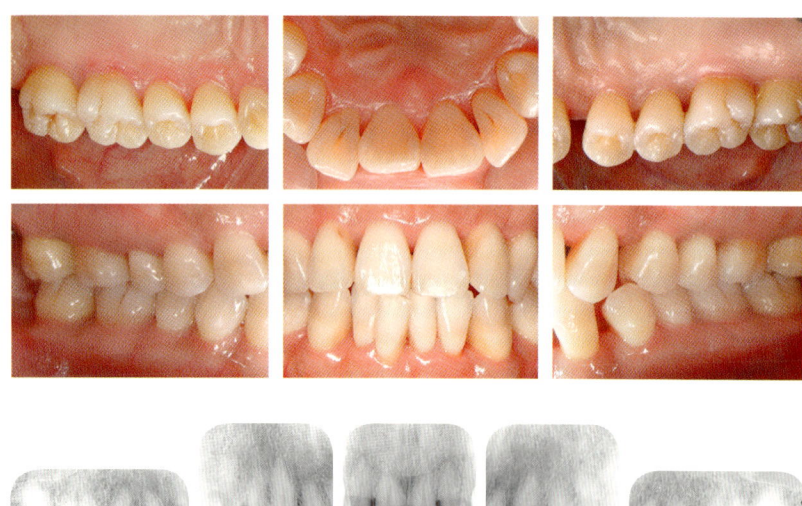

図6　初診時より4年後の口腔内写真（2005年12月）。安定した状態を維持している。一時期退縮した臼歯部の歯間乳頭部歯肉が成長してきている。

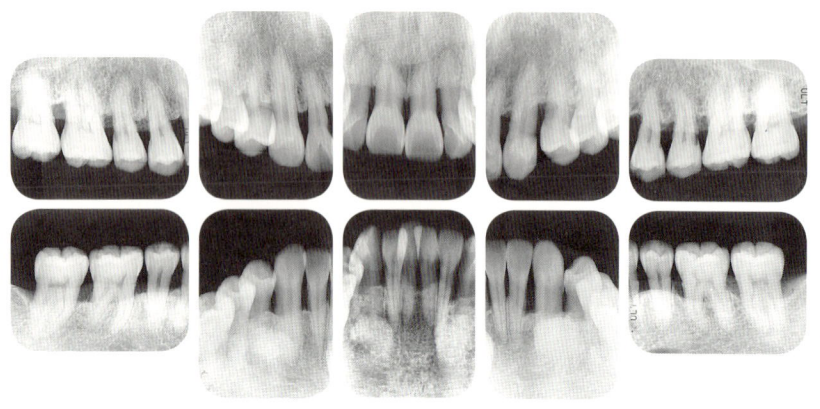

図7　初診時より4年後のエックス線写真（2005年12月）。歯槽硬線がはっきり見えるようになった。

ポケット		3 2 3	3 2 3	3 2 3	3 2 3	3 2 3	3 2 2	3 2 1	2 2 2	2 2 2	2 2 2	2 2 2	2 2 2	2 2 3	3 2 3	3 2 3	3 2 3	
		3 2 3	3 2 3	3 2 3	3 2 3	3 2 3	3 2 3	3 2 1	2 2 2	2 2①2	2①2	2 2 3	3 2 3	3 2③	③2③	3 2 3	
部位	8	7	6	5	4	3	2	1	1	2	3	4	5	6	7	8
ポケット		3 2 3	3 2 3	3 2 3	3 2 3	2 2 2	2 2 2	2 2①	2 1 2	1 2 1	2 2 2	2 2 2	2 2③	2 2 3	3 2 3	3 2 3	
		3 2 3	3 2 3	3 2 3	2 2 2	2 2 2	2 2 1	1 2 1	1 1 1	1 1 1	2 2 1	2 1 2	3 2 3	3 3 3	3 2 3	3 2 3	

○…出血

図8　初診時より4年後のプロービングチャート（2005年12月）。出血部位は数ヵ所あるが、再発することもなく維持されている。歯肉が退縮した部分があるので、今後はう蝕対策も強化する必要がある。

たびたびみられましたが、スケーリング後の歯肉の反応もよく、問題部位が少しずつ絞り込めてきました。お子さん2人も矯正治療で来院されていることから頻繁にお顔を拝見することができ、声もかけやすい環境にありました。治したいという意欲も感じられ、アポイントどおりに来院されていました。

歯肉縁上のスケーリング後、SRPを行い再評価をしたところ、取りきれない歯石があったため、再SRPを行いました。その1ヵ月後に、もう一度再評価を行ったところ、4に6mmのポケットがありましたが、歯石は探知できませんでした。そのため、再々SRPはせず、経過を追うことにしました。お子さんの学校行事が重なり、お忙しい時期でしたが、1ヵ月に1度は必ずルートデブライドメントおよびPMTCのために来室

同じような状況なのに歯周基本治療の結果が異なるのはなぜ？

症例2：初診時データ

患　者：Bさん、48歳・男性
初診日：1999年8月（歯周基本治療開始：2004年2月）
職　業：デパート店員
主　訴：歯を抜いてほしい
口腔内所見：歯肉の発赤・腫脹が認められる

エックス線写真所見：全体的な中等度の骨吸収、1̄｜6̄に垂直性骨吸収あり、中等度歯周炎と診断
既往歴：なし
喫　煙：なし

歯周基本治療開始時の口腔内＆エックス線写真

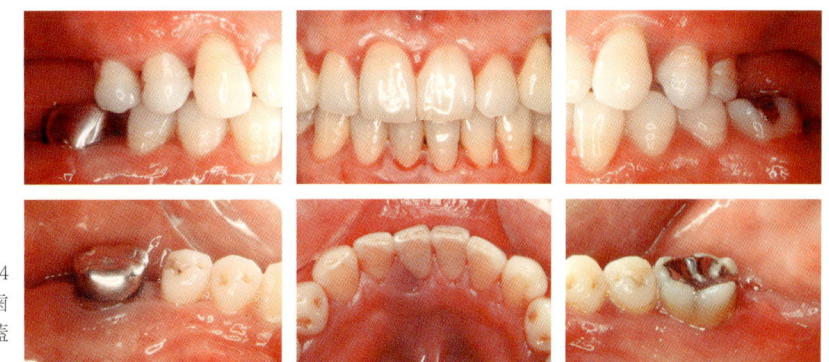

図9　歯周基本治療開始時の口腔内写真（2004年2月）。直前にあわてて歯磨きしたのか、歯肉表面が傷ついている。プラークは舌・口蓋側に多く付着している。

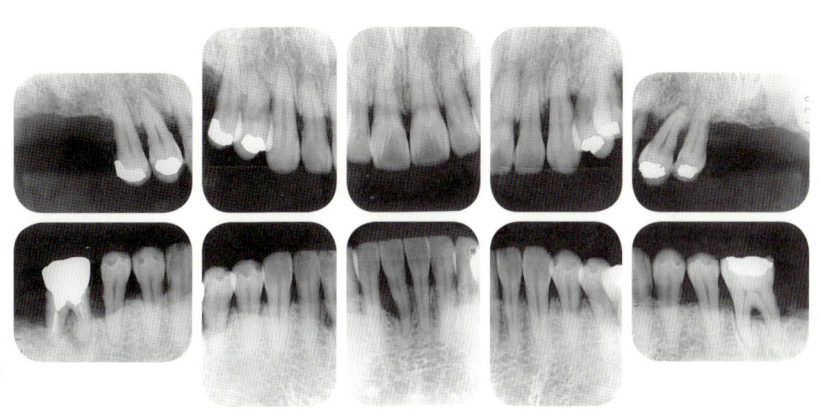

図10　歯周基本治療開始時のエックス線写真（2004年2月）。全体的に中等度の骨吸収が起こり、1̄｜6̄には垂直性骨吸収もみられる。

されていました。
　それから6ヵ月後の再評価では、歯肉の腫れもなく（39ページ図4）、BOPは数ヵ所あるものの、だんだんと歯肉がしっかりしてくるように感じられました（図5）。これを受け、メインテナンスに移行し、少しずつ間隔を空け、現在は3ヵ月ごと来院されています。最近は、歯肉は安定した状態を維持しており（図6）、エックス線写真からは歯槽硬線もはっきりと見えるようになりました（図7）。出血部位は残るものの、再発はしていません（図8）。

2 改善されなかったケース

　Bさんは、1999年に「歯を抜いてほしい」と奥様のご紹介で来院されました。処置後、診療室の方針を説明し「口腔の健康を回復することを目標にしましょう」とお伝えしましたが、

Part 2 対応法に関する悩み

プロービングチャートの推移

図11 歯周基本治療開始時のプロービングチャート（2004年2月）。患者さんはブラッシング時の出血が多く、「磨くと口の中が血だらけになり怖い」とおっしゃっていた。

図12 再SRP1ヵ月後のプロービングチャート（2004年12月）。患者さんは、仕事が忙しくなるとブラッシングがおろそかになるとおっしゃっていた。

図13 再SRP6ヵ月後のプロービングチャート（2005年6月）。プラークはほとんどみられないが、垂直性骨吸収のあった1|・|6に深いポケットが残っている。

　仕事が忙しく、いつも応急処置のみの対応になっていました。

　歯周基本治療がスタートしたのは2004年2月で、初診から4年6ヵ月経っています。口腔内には舌・口蓋側に多くのプラークが付着しており（前ページ図9）、エックス線写真からは、全体的な中等度の骨吸収と1|・|6に垂直性骨吸収が認められました（図10）。また、プロービング検査ではほとんどの部位に出血がみられました（図11）。

　歯肉縁上スケーリング後、SRPを行いましたが、再評価で歯石の取り残しを認めたので、再SRPを行いました。再SRP1ヵ月後の再評価ではまだポケットの残る部位があったものの（図12）、歯石の取り残しはないだろうと判断し、Aさんと同じように、3回めのSRPは少し時間を空け、経過をみることにしました。

　6ヵ月後、再び再評価を行うと、プラークはほとんどみられませんでしたが、垂直性骨吸収のあった1|・|6に深いポケットが残りました（図13）。

　経過観察を行った半年間は、Bさんの仕事が忙しい時期で、生活も不規則になり、なかなか事前に来院時間を決められませんでした。急な来院では、十分な時間を割くことができず、私が担当できないこともありました。その後は、体調を崩したり生活が不規則になり、来院できないことが多く、歯周基本治療スタートから2年後の再評価では、|5は遠心に動いて、動揺度はⅢ度でした（図14～16）。

同じような状況なのに歯周基本治療の結果が異なるのはなぜ？

歯周基本治療開始から2年後の口腔内

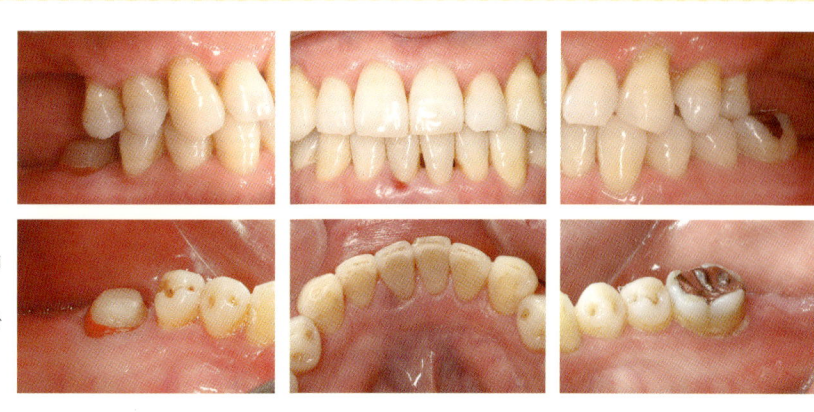

図14　歯周基本治療開始より2年後の口腔内写真（2006年2月）。再SRP 6ヵ月後以降は、体調を崩したり生活が不規則になり、来院できないことが多くなった。5|は遠心に動き、動揺度はⅢ度である。

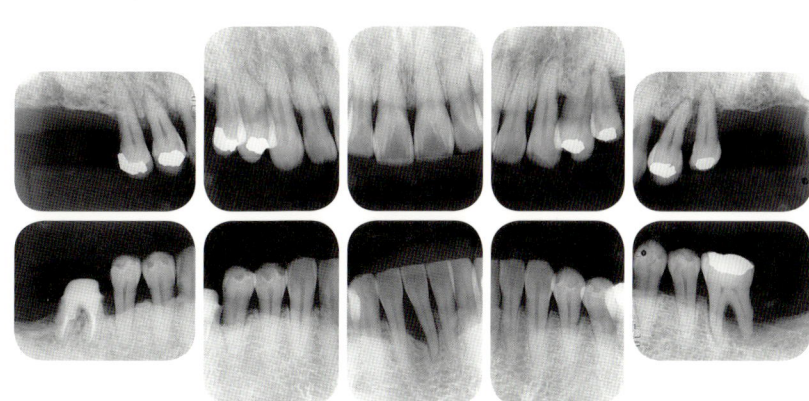

図15　歯周基本治療開始より2年後のエックス線写真（2006年2月）。|1 |4 5 の骨吸収は進行してしまった。

ポケット	—	—	3 2 3 3 2 3	3 2 3 3 2 4	3 2 3 3 2 3	3 2 3 4 2 3	3 2 3 3 2 3	3 2 3 ②3 3	3 2 3 3 2 ③	3 2 3 ③3 3	3 2 3 3 2 3	3 2 3 ③3 2	3 2 3 ③2 6	2 3 3 6 2 4	6 4 4	—	—
部位	8	7	6	5	4	3	2	1	1	2	3	4	5	6	7	8
ポケット	—	—	3 2 3 2 2 3	3 2 3 3 2 3	3 2 3 3 2 3	3 2 3 3 2 3	3 2 3 3 2 3	3 2 ⑧ 3 2 10	3 2 3 2 3 3	3 2 3 3 2 3	3 2 3 3 2 3	③3 2 3 2 3	③2 3 3 2 3	3 2 3 3 2 4	3 2 5 4 4 ⑧	—	—

○…出血

図16　歯周基本治療開始より2年後のプロービングチャート（2006年2月）。垂直性骨吸収のある部位では4mm以上のポケットが残り、BOPもある。

悩みに対して私がしたこと・考えたこと

　他医院の先生や歯科衛生士さんに2つの症例について相談したところ、2人の特徴を書き出して比較してみたらどうだろう？とご意見をいただきました。そこで、いくつか項目を挙げて比較しました（次ページ表1）。

　検査結果からは同じようなケースだと感じられたAさんとBさんでしたが、骨吸収の状態の違いはもちろん、歯周治療歴、アポイント状況など、表にしてみると違いがあることに気がつきました。たとえば、Aさんの歯肉が安定したのは、つねにブラッシングができていて、口腔内に関心の高いAさんの性格に加え、頻繁にお顔を拝見できる環境にあったためではないでしょうか。

Part 2 対応法に関する悩み

2人の特徴

表1 AさんとBさんの特徴

	Aさん	Bさん
アポイント状況	決められた時間に来る	直前・当日の無理なアポイント
骨吸収の状態	水平性	一部垂直性
ブラッシング	よい	むらがある
進行速度	年齢からすると早い	平均的
歯周治療歴	なし	ときどき歯石だけとってもらう
歯肉の反応	よい	よい
問題が残った部位	中間歯	最後歯・中間歯

Bさんの歯周基本治療前の口腔内

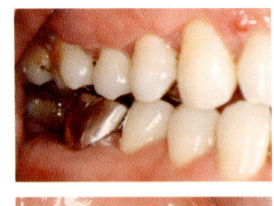

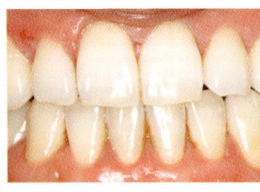

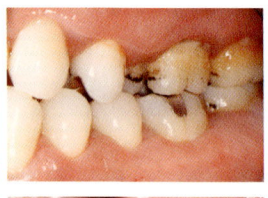

図17 Bさんの歯周基本治療前（4年6ヵ月前）の口腔内写真（1999年8月）。歯周基本治療開始時よりもプラークは多く、歯肉の発赤、腫脹がみられる。

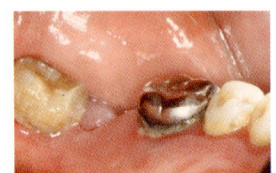

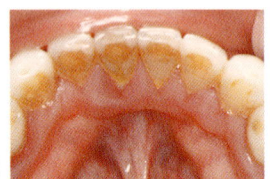

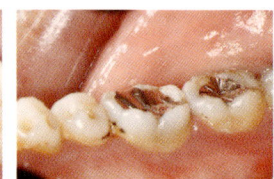

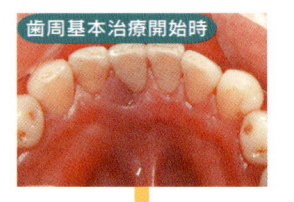

歯周基本治療開始時

　こうしたことから、アポイント状況、骨吸収の状態、ブラッシング、進行速度、歯周治療歴、歯肉の反応、問題が残った部位にも、今後は注意しなければならないとわかりました。

　また、Bさんの資料を見直したところ、初診時の資料を見落としていたことに気づきました。歯周基本治療スタート時よりも口腔内のプラークは多く、歯肉の腫脹、発赤もみられます（図17）。エックス線写真を比較すると（図18）、この時点での骨吸収はそれほど進んでいないことから、骨吸収の速度が速いこともわかり、もっと早く歯周基本治療を始めていれば……と思いました。1999～2004年までの間に智歯も含めて7本抜歯していますが（図19）、もし早くに気づいていたら、減らすことができたかもしれません。

　このように、昔の資料からも多くのことがわかります。現在の状態とは違うから……とあまり見直すことがなかったのですが、この経験を活かし、今後はこういった昔の資料も参考にし、患者さんにお話しなければいけないと思いました。

今後の課題

　今回、2人のケースをまとめることにより、患者さんの生活背景に目を向けているつもりでしたが、まだまだ足りなかったと気がつきました。歯科治療を行ううえで、患者さんの生活背景や性格も重要な要素となり、それらを変えてもらわないと治療がうまくいかないこともあると感じました。今後は口腔内が語るそのシグナルをよくみて、感じて臨床に活かしたいと思います。

同じような状況なのに歯周基本治療の結果が異なるのはなぜ？

Bさんの歯周基本治療前のエックス線写真＆プロービングチャート

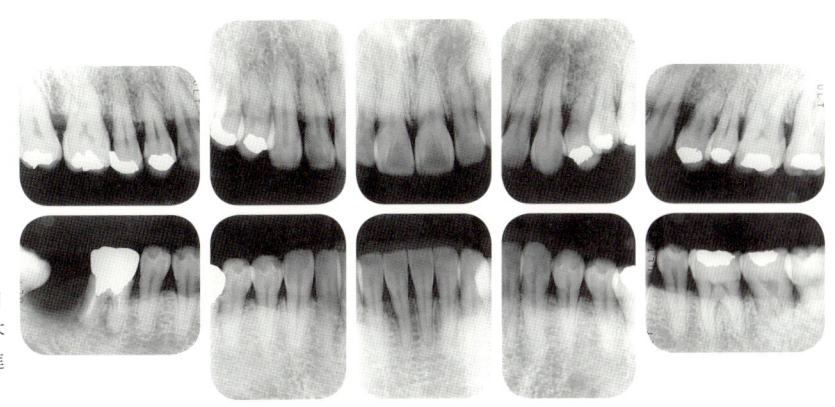

図18　Bさんの歯周基本治療前（4年6ヵ月前）のエックス線写真（1999年8月）。歯周基本治療開始時に比べると、それほど骨吸収は進んでいない。

図19　Bさんの歯周基本治療前（4年6ヵ月前）のプロービングチャート（1999年8月）。問題が出れば抜歯を希望されていたので、その後7本抜歯をした。

その後の経過～今思うこと～

本欄は、月刊『歯科衛生士』掲載以降に新たに執筆した内容です。

　この記事を掲載させていただいてから数年経った現在（2009年6月）、Aさんはご主人の仕事の関係でタイに住むことになり、一時帰国する際は必ずメインテナンスに来られます。経過は順調で再発することはありません。一方、Bさんは仕事の忙しさを理由に、ここ2年間の来院は途絶え現状は把握できていません。

　治療中から感じられた患者さんの印象は、メインテナンスでの来院意欲や全身的な健康観にも影響するのではないかと感じるようになりました。経過年数が長くなればなるほど、患者さんのモチベーションを維持させるのは難しいので、今後もテーマを持ち続け臨床にあたりたいと思います。

参考文献

1. 飯塚哲夫．歯周療法の基礎．東京：ヒョーロン・パブリッシャーズ，1995．
2. 三上直一郎．月刊デンタルハイジーンMOOK　歯肉を診る　歯肉を読む．東京：医歯薬出版，1997．
3. 山本浩正（監著），中川富希雄，高山真一，赤野弘明（編著）．ペリオのインテリジェンスを高めるレビュー・ザ・ペリオ．東京：クインテッセンス出版，2005：150．

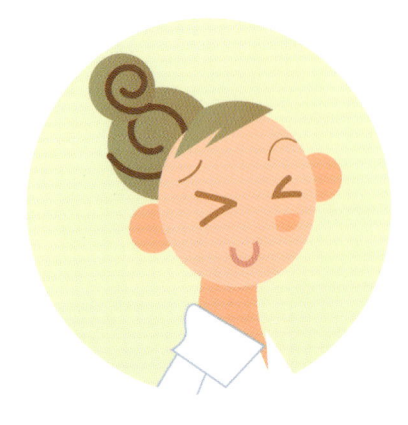

Part 2 対応法に関する悩み

CASE 5

私の悩みを聞いてください！

治りそうで治らない歯肉、どうしたらいいの？

小山田　薫／富澤歯科医院

【アドバイス】
小西昭彦／小西歯科医院

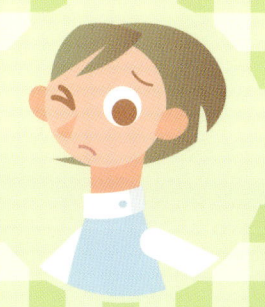

　私は、歯科衛生士になり今年の4月で8年めになります。毎日が慌しく過ぎていくため、何年めなのかもついつい忘れてしまう今日この頃です。
　そんな中で、今回は私自身の悩みというよりも、富澤歯科医院が直面している悩みでもある、治りそうで治らない歯肉への対応について、歯科衛生士と患者さんそれぞれの視点から考えていきたいと思います。

Part 2 対応法に関する悩み

初診時データ

患　者：Hさん、28歳・女性
初診日：2004年1月21日
主　訴：1週間前からトマト等の冷えたものを食べたり飲んだりすると、下顎右側臼歯部がときどきしみる。ブラッシングすると出血する。
口腔内所見：全顎的な歯肉の発赤・腫脹が強く、プラークの付着が多量にあるのと同時に、歯石の沈着も多量。エアーをかけると、歯肉から出血がある、2│2 2│先天性欠損
エックス線写真所見：全顎的に水平性の骨吸収が認められる、軽度歯周炎と診断
喫　煙：なし
その他：歯科に対しての恐怖心が強く、初診時では口を開けるときも震えていた

私の悩み～治りそうで治らない歯肉への対応～

　イニシャルプレパレーション（歯周基本治療）を行っていく中で、日々歯肉は変化を繰り返し治癒をしていきます。その変化を私たちは記録を取りながら、患者さんにお伝えしていくのですが、ある時期になると歯肉の変化がストップしてしまい、歯肉の強さを得られないのです。それが顕著に現れるのが、下顎前歯部舌側です。

　次のステップを目指すためには、どのようにして歯肉の賦活を行っていけばよいのでしょうか。症例をもとに考えていきたいと思います。

　患者さん（Hさん）は、2004年1月21日に来院された28歳の女性です。主訴は、1週間前からトマト等の冷たいものを食べたり飲んだりすると、ときどき下顎右側臼歯部がしみるとのことでした。また、歯科に対する恐怖心がとても強く、口を開けるときも震えていらっしゃいました。口腔内は全顎的に歯肉の発赤・腫脹が強く、プロービングをしていても出血がひどすぎてプローブの目盛りが見えなくなってしまうほどでした（図1、2）。さらに、28歳という若さにもかかわらず、歯石が多量に沈着しているのが目に見えてわかる状態でした。エックス線写真からは、全顎的に水平性の骨吸収が認められ、う蝕の問題も浮上してきました（図3）。

　イニシャルプレパレーションに入るうえで、まず患者さんに気をつけていただいたのは

①出血をさせないように歯ブラシの毛先を当てること
②出血してしまったときは洗口剤で消毒すること
③長時間ブラッシングすること

の3点です。これらをつねに頭に入れて、実行していく約束をしました。Hさんからは、「今までとまったく違うんですね。あまりにも自分がずぼらだったことが今回よくわかりました。これを機にしっかりやってみます」と、とても前向きな感想をいただきました。

　それでは、実際に今回の悩みである下顎前歯部舌側の経過を追っていきます。なお、当院では歯肉の回復の目安として、50ページ表1を参考にしています。患者さんに歯肉の変化を伝えるのにも、現在の状況だけではなく次の段階の目安として伝えることができるからです。患者さんもつねに新しい目標を持ち、そこに向かって努力をして励んでくれます。私はそれを日々サポートできればと思い、患者さんに接しています。

　そこで以下の症例では、患者さんが歯肉回復の目安の各段階において、どのような考えを持ちながら経過をたどったのか、「歯科衛生士の視点」「患者さんの視点」に分けてみていきたいと思います。

治りそうで治らない歯肉、どうしたらいいの？

初診時の口腔内

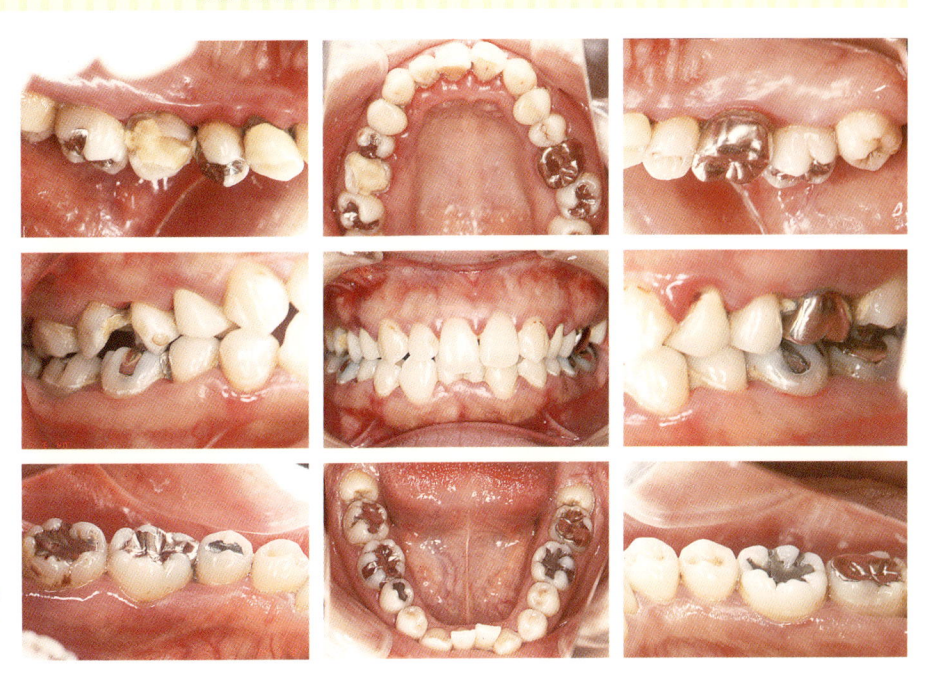

図1　初診時の口腔内写真（2004年1月）。全顎にわたり、歯肉の発赤・腫脹が顕著にみられる。

図2　初診時のプロービングチャート（2004年1月）。全顎にわたり、4 mm 以上のプロービング値と出血がみられる（3 mm 以下は省略）。

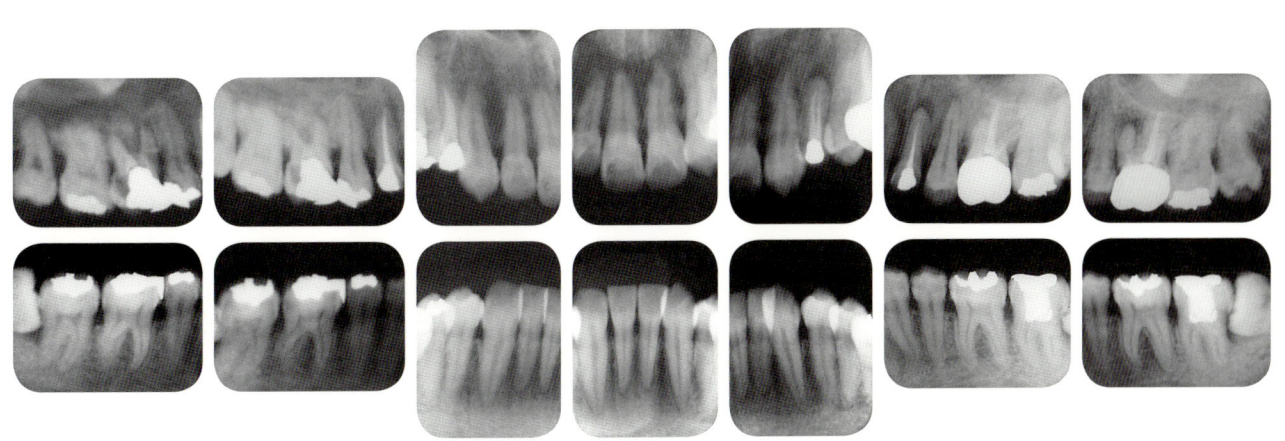

図3　初診時のエックス線写真（2004年1月）。全顎にわたり、水平性骨吸収がみられる。

Part 2 対応法に関する悩み

歯肉の回復の目安

表1 歯ぐき回復の目安(参考文献1より引用改変)

段階	特徴	歯ブラシ	磨く時間	標準期間	治療開始からの標準期間
治療開始	潰瘍や歯肉膿瘍				
↓ 急性症状退治期	痛くなくそっと長時間磨く	画筆か極細毛	朝夜各60分と昼10～60分	1～2週	
↓ 急性症状消失	磨いて無痛				1～2週
↓ 濃い発色退治期	自覚症状減退	★極細毛 *	★朝夜各60分	2～4週	
↓ 歯間空隙現出	粘膜と歯肉の境目現出				1～1.5ヵ月
↓ 歯間空隙拡大期	歯間乳頭の退縮	★極細毛 *	★朝夜各60分	2～4週	
↓ 横一文字	淡い腫れは残る 骨の棚が目立つ				1.5～3ヵ月
↓ クレーター(くぼみ)消長期	凹部拡大後減少 歯根が長く露出	★軟毛2列 ☆普通毛3列	★朝夜各50分 ☆朝夜各10分	1.5～3ヵ月	
↓ 見かけの治癒	淡い腫れも消失 クレーター(くぼみ)消失				3～6ヵ月
↓ 骨再生期(前半)	エックス線像で骨強化 歯間乳頭再生	★普通毛2列 ☆硬毛3列	★朝夜各20分 ☆朝夜各20分	3～6ヵ月	
↓ 骨再生のきざし	エックス線像で骨強化				6ヵ月～1年
↓ 骨再生期(後半)	最後に歯ぐきが変形、棚消失	★普通毛2列 ☆硬毛3列	★朝夜各15分 ☆朝夜各15分	2.5～4年	
↓ 骨完成(治癒)	波打ちトタン				3～5年
		以降 ★普通毛2列 ☆硬毛3列	★ 朝夜各5分 ☆		

★はつっこみふるわせ磨き、☆はフォーンズ法を示す(両者を併用する)。フォーンズ法は、唇側・頬側は大きな円を描くように上下の歯と歯肉を一緒にブラッシングし、口蓋側・舌側は歯ブラシを前後に往復移動させるもの。＊急性症状が治まった部分は、歯肉全体の活力をつける(賦活)ために、フォーンズ法を部分的に併用すると効果がある。

治りそうで治らない歯肉、どうしたらいいの？

イニシャルプレパレーション開始時の下顎前歯部

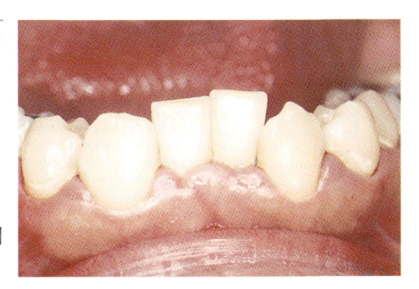

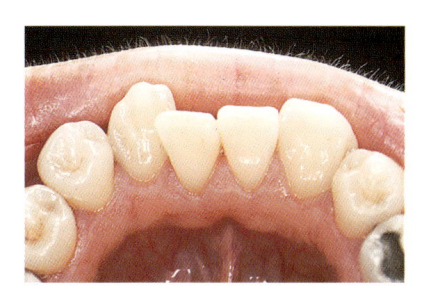

図4-a、b　イニシャルプレパレーション開始時の下顎前歯部（2004年3月）。

ブラッシング指導後の下顎前歯部：急性症状消失

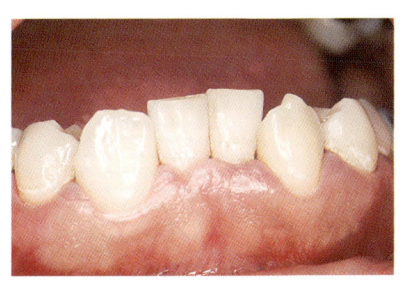

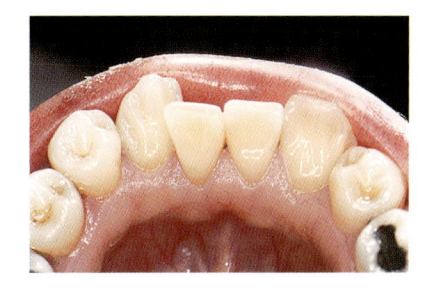

図5-a、b　ブラッシング指導後、SRP前の下顎前歯部（2004年4月）。急性症状消失段階。

1 2004年3月：イニシャルプレパレーション開始

■歯科衛生士の視点■

初診時以降、特にブラッシング指導などはしていないにもかかわらず、初診時に比べすでに歯肉が引き締まってきており、歯肉縁下歯石が見えていました（図4）。ここで初めて、患者さんにブラッシング指導をし、動機づけなどを行いました。

■患者さんの視点■

初診からイニシャルプレパレーションに入るまで、自分なりに時間をかけてブラッシングしてみました。

2 2004年4月：急性症状消失（ブラッシング指導後）

■歯科衛生士の視点■

前回のブラッシング指導の結果、患者さんのがんばりが目に見えてわかりました（図5）。患者さんにも歯肉の変化のようすを写真で見ていただきましたが、それがよりモチベーションを高め、良い方向へ変化しているようでした。以降、SRPを開始していきました。

■患者さんの視点■

下の前歯は、まだ歯石を除去していないのに出血がなくなり、口の中がさっぱりとしました。何より歯肉の色や形が変化していることに驚きました。

3 2004年5月：歯間空隙現出（SRP後）

■歯科衛生士の視点■

唇側の歯肉の形が少しなだらかになってきました。舌側の歯肉は引き締まってきましたが、まだ弱さを感じました（次ページ図6）。

■患者さんの視点■

（ユニットに座ると、下唇をめくって）引き締まったでしょう！

51

Part 2　対応法に関する悩み

SRP後の下顎前歯部：歯間空隙現出

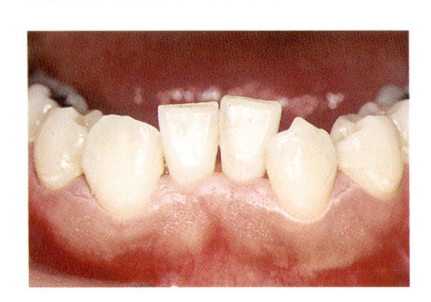

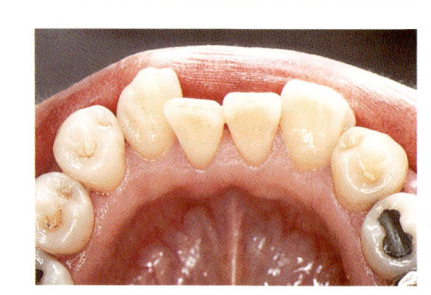

図6-a｜図6-b

図6-a、b　SRP後の下顎前歯部（2004年5月）。歯間空隙現出段階。唇側の歯肉の形が少しなだらかになってきたが、舌側はまだ弱さが感じられる。

1回めの再評価時の下顎前歯部：歯間空隙拡大期

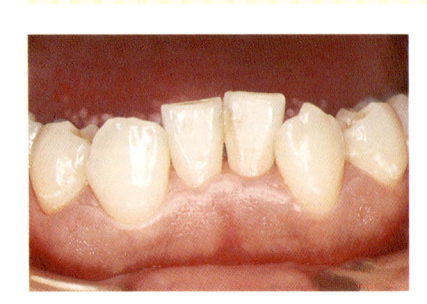

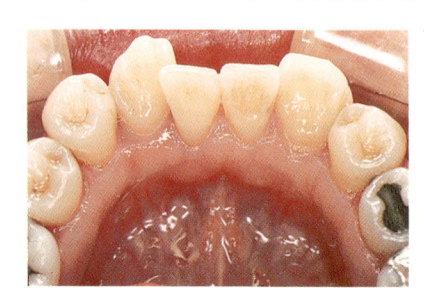

図7-a｜図7-b

図7-a、b　1回めの再評価時の下顎前歯部（2004年7月）。歯間空隙拡大段階。クレーターが出現している。

2回めの再評価時の下顎前歯部：横一文字

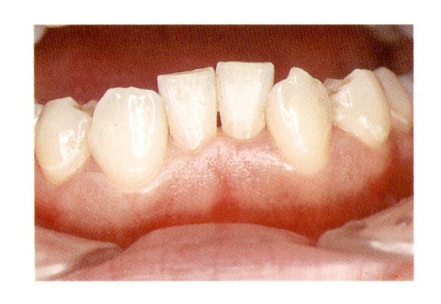

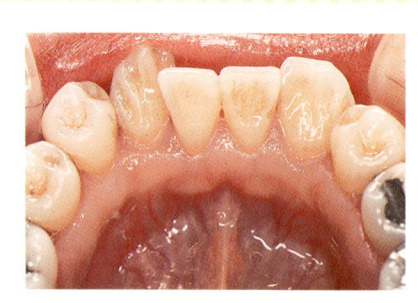

図8-a｜図8-b

図8-a、b　2回めの再評価時の下顎前歯部（2004年9月）。横一文字段階。唇側の歯肉は引き締まってきたが、舌側にはまだ弱さが残る。

❹2004年7月：歯間空隙拡大期（1回めの再評価）

■歯科衛生士の視点■

　クレーターが顕著に現われてきました（図7）。クレーター底部を意識して歯ブラシを当てていただくよう伝えました。

■患者さんの視点■

　最近風邪をひいて長時間ブラッシングができなかったため、少し心配でした。今日の結果（クレーターについて）を聞いて、自分に新たな課題もでき意識が高まります。

❺2004年9月：横一文字（2回めの再評価）

■歯科衛生士の視点■

　唇側の歯肉はだいぶ引き締まり、クレーターや凹凸が徐々になくなりはじめ、舌側の歯周ポケットも消失してきました。た

治りそうで治らない歯肉、どうしたらいいの？

イニシャルプレパレーション開始から約1年後の下顎前歯部：クレーター消長期

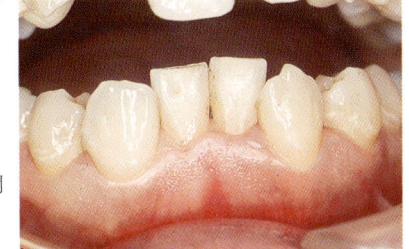

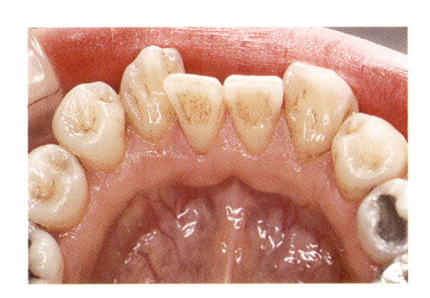

図9-a、b　イニシャルプレパレーション開始から約1年経過時の下顎前歯部（2005年4月）。クレーターが徐々に消失している。

イニシャルプレパレーション開始から約1年4ヵ月後の下顎前歯部：見かけの治癒？

図10-a、b　イニシャルプレパレーション開始から1年4ヵ月経過時の下顎前歯部（2005年7月）。見かけの治癒段階のはずだが、3|3が腫脹してしまった。

最終評価時の下顎前歯部

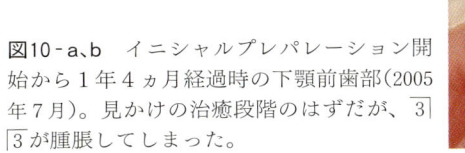

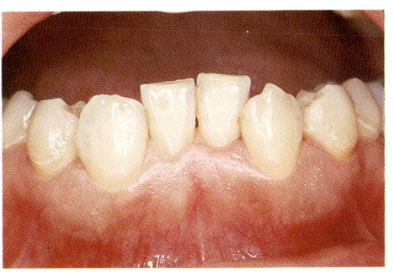

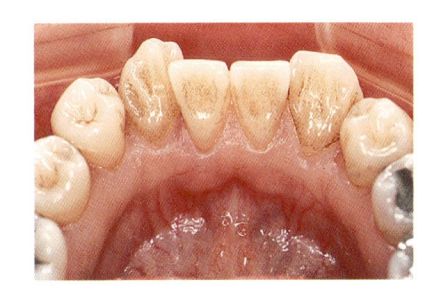

図11-a、b　最終評価時の下顎前歯部（2006年12月）。歯肉に腫脹が認められ、少し後戻りの傾向にある。

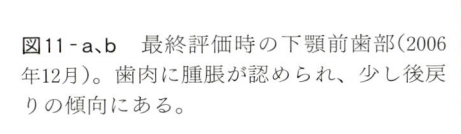

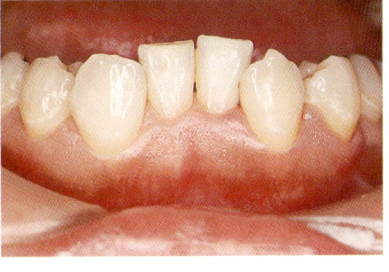

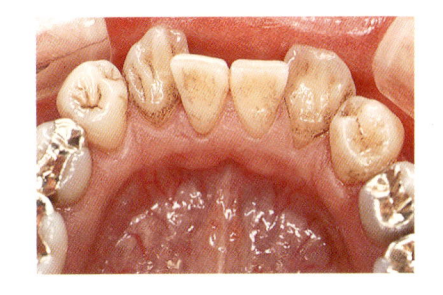

だし舌側に水っぽさが残り、弱さを感じました（図8）。

■**患者さんの視点**■

長時間のブラッシングにも慣れ、腕も疲れなくなりました。歯肉が水っぽいのは、慣れたせいで雑になったのかしら？　ていねいに毛先を当ててみます。

❻2005年4月：クレーター消長期

■**歯科衛生士の視点**■

クレーターが消失しつつありました（図9）。次の歯肉の変化が楽しみです。

■**患者さんの視点**■

長い時間をかけて悪くした口の中が、1年でこんなに変化することに驚いたのと同時に、自分のずぼらさに反省です。

53

Part 2 対応法に関する悩み

最終評価時の口腔内

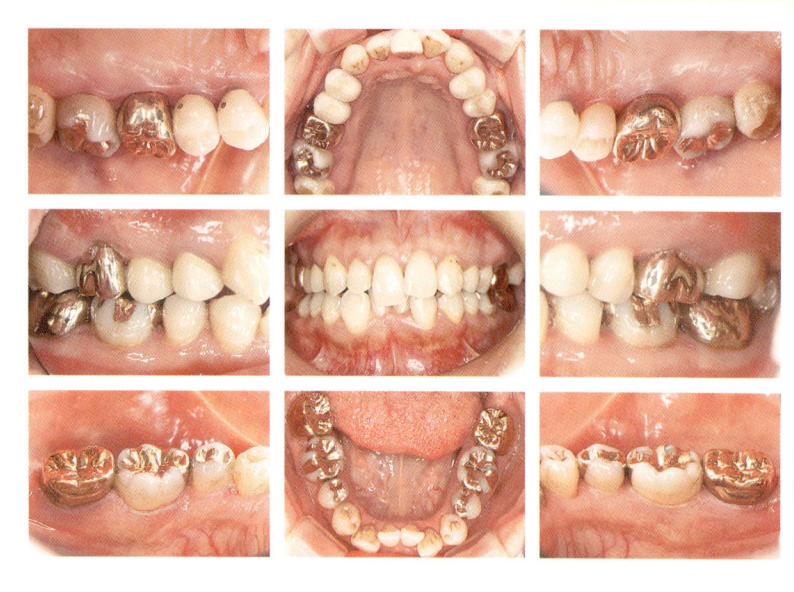

図12 最終評価時の口腔内写真（2006年12月）。初診時に比べ、発赤・腫脹が消失し歯肉も引き締まってきた。ただ上顎右側臼歯部の口蓋側には「横一文字」の段階が残り、骨棚がみられる。

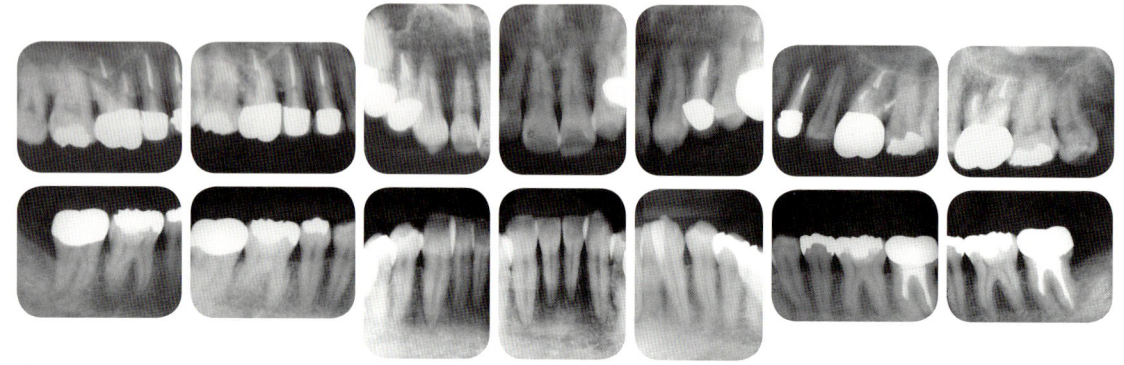

図13 最終評価時のエックス線写真（2006年12月）。全体的に歯槽硬線が明瞭になり、骨梁も安定してきた。

7 2005年7月：見かけの治癒？

■歯科衛生士の視点■

本来なら、ここでは「見かけの治癒」をたどるはずでしたが、3|3の遠心が腫脹していました（前ページ図10）。他の部位や舌側は安定しているため、この腫脹について患者さんと原因究明をしていくことにしました。

■患者さんの視点■

指摘を受けるまで気づきませんでした。自分でも原因がなぜなのかわかりませんが、歯ブラシの当て方や時間などを見直してみます。

8 2006年12月：最終評価（最終補綴物装着後）

■歯科衛生士の視点■

歯肉に腫脹が認められ、前回よりも状態は悪くなり、後戻りがでてきてしまいました（図11～13）。ここ最近、歯科衛生士が確認する時間をとっておらず反省です。

■患者さんの視点■

午前中だけ、保育士の仕事をするようになりました。大変なクラスでけっこう疲れてしまい、夜のブラッシング時間が減ってしまいました。朝も以前ほど時間をとっていません。

悩みに対して私がしたこと・考えたこと

下顎前歯部の唇側と舌側の変化を継続的にみていく中で、唇側は早期に改善されていきましたが、舌側は歯周ポケットはないものの、水っぽく軟らかい歯肉が出現したり落ち着いたりを繰り返していました。その結果、最終評価時には歯肉の発赤と腫脹が著しく現われてしまいました。この原因として、

①**イニシャルプレパレーション時は、細かく説明をして変化を伝えていたが、補綴治療に入ったことで、歯肉の確認を怠った**
②**生活環境の変化を、早くにつかめなかった。仕事を始めたことで、長時間のブラッシングが難しくなってしまったのではないか**

などが考えられます。

そこで、私はこれらを踏まえて口腔内写真を患者さんとともに確認しながら、現在のブラッシング時間や歯ブラシの毛先を当てる場所などを見直しました。患者さんご自身も、今までよりブラッシング時間が短くなったことや歯肉が改善されたことで、最初の頃よりも気が抜けてしまったことなどを話してくださいました。これを受け、今後はメインテナンスの中で経過をみさせていただくことをお伝えしました。

今後の課題

今回、歯肉のさまざまな表情をみることができ、何よりも患者さんご自身が歯肉をしっかり観察して、治したいと想う気持ちをつねに持ち続けて実践していく姿を側で感じることができました。患者さんには、感謝の気持ちでいっぱいです。今後とも患者さんと一緒にがんばっていきたいと思います。

歯科医師からのアドバイス

歯周病の治癒過程における歯肉の変化

小西昭彦／小西歯科医院

症例を拝見して、とても感心したことがあります。初診からイニシャルプレパレーションに入るまでに、患者さんがすでにブラッシングの重要性に気づいていることです。これは、初診の対応だけで患者さんがブラッシングの重要性を感じ取り、モチベーションがすでに高まっていたことを意味します。このことは小山田さんをはじめとした富澤歯科医院の実力が優れていることを物語っています。

歯肉の変化を毎回写真でみてもらって、ブラッシング指導をしていますが、これはモチベーションを高めるには非常に効果的で、とても大切なことだと思います。写真をみることで、患者さんが歯肉の色や形が変化していることに驚いています。小山田さんが歯周病の治癒過程における歯肉の変化(歯ぐき回復の目安)を理解され、炎症が治まると歯肉はどうなるかということをきちんと説明していたからこそ、患者さんはこの感想をもつことができたわけです。このことがつねに患者さんにモチベーションを与え続け、全顎的にみられ

Part 2 対応法に関する悩み

た発赤・腫脹を改善させた大きな原動力になっているに違いありません。

今回小山田さんがお悩みになっている下顎前歯部の舌側歯肉ですが、それほど考え込む必要はないと思います。最初から唇側歯肉に比べて舌側歯肉には浮腫性腫脹はないので、あまり変化は認められないのではないでしょうか。確かに図11では3⏌の遠心部が多少腫れているような感じもしますが、この程度の腫脹は体調の変化によっても起こりうるもので、それほど気にする必要はないでしょう。もし、考えるとすれば上顎左右大臼歯部の歯肉に注目すべきだと思います。まだ、改善の余地があるような感じがします。

歯周病の治癒過程における歯肉の変化を理解することはブラッシング指導を進めるうえでとても大切なことです。今回、小山田さんがご紹介されました「歯ぐき回復の目安」の表は、「歯槽膿漏─抜かずに治す」（参考文献1）という本からの引用ですが、これは重度歯周炎の回復過程を示しているものです。したがって、歯肉炎や軽度の歯周炎ではその歯肉の変化は多少異なってきますが、患者さんのモチベーションを維持し続けるうえで、歯周病の治癒過程における歯肉の変化を知ることは、とても大切なことだと思います。

その後の経過〜今思うこと〜

本欄は、月刊『歯科衛生士』掲載以降に新たに執筆した内容です。

初診から約5年が経過し、現在もメインテナンスにて拝見させていただいております。悩みであった下顎前歯部は、現在3⏌遠心の歯肉に若干弱さを感じますが、少しずつ安定はしてきているようです（図14）。全体的に歯根が近接しているため、歯間に毛先を入れるスペースが限られていますが、引き続き毛先を間に入れることを意識していただくように伝えています。

また、小西昭彦先生からアドバイスを受けた上顎臼歯部（特に右側）にも着目しています。小西先生のアドバイスどおり、歯肉の変化はブラッシング状況だけではなく、患者さんの生活習慣等で大きく変化していくのと同時に、噛み合わせも関与しているのではないかと感じています。

メインテナンスという限られた時間の中で、患者さんと情報を共有し指導することは、けっして容易なことではありません。しかしその中で、患者さんの健康増進をお手伝いできるようにいろいろな角度から"みる目"を持ちたいと思います。

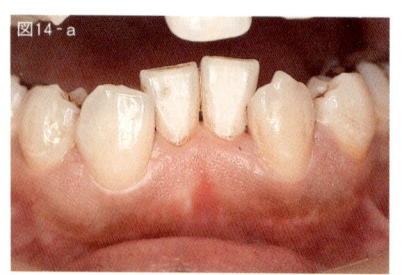

図14-a、b　最新の下顎前歯部（2009年1月）。3⏌遠心の歯肉に若干弱さを感じるものの、少しずつ安定してきている。

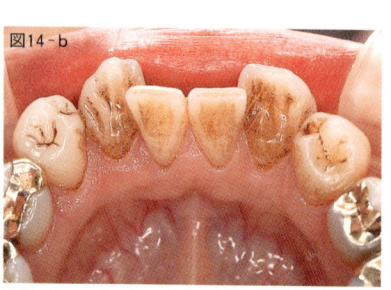

参考文献
1．片山恒夫. 歯槽膿漏─抜かずに治す. 東京：朝日新聞社，1990.
2．小西昭彦，小西かず代. オーラルフィジオセラピー非観血処置で歯周病を治す. 東京：医歯薬出版，2004.

Part 2 対応法に関する悩み

CASE 6

私の悩みを聞いてください！

更年期の患者さんに何か特別なアプローチ法はあるの？

長山和枝／わたなべ歯科

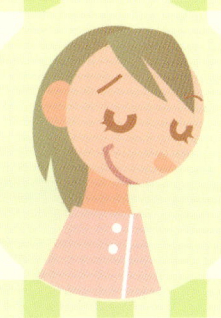

　私は7年めの歯科衛生士です。新人の頃より埼玉県春日部市のわたなべ歯科に勤務しています。担当させていただく患者さんが増えていくにつれ、知識的なこと、技術的なこと、コミュニケーションなど、さまざまな悩みに直面してきました。その中で今回は、特に更年期が疑われる女性の歯肉に関して、私が抱いている疑問をあらためて考えてみたいと思います。

Part 2　対応法に関する悩み

症例1：初診時データ

患　者：Kさん、61歳・女性
初診日：2002年11月
主　訴：歯がぐらぐらする
口腔内所見：全顎的な歯肉の腫脹・発赤、4～8mmの歯周ポケットあり、7┘は数年前に歯周病が原因で他院にて抜歯。軟らかいプラークが歯頚部に付着し、特に舌側は嘔吐反射があるため磨きにくい

エックス線写真所見：2｜1｜4　6｜4｜5に垂直性の骨吸収。重度歯周炎と診断
既往歴：ぜんそく
喫　煙：なし
ブラッシング習慣：手用歯ブラシと電動ブラシを気分によって使い分けていた。朝、晩2回

初診時の口腔内

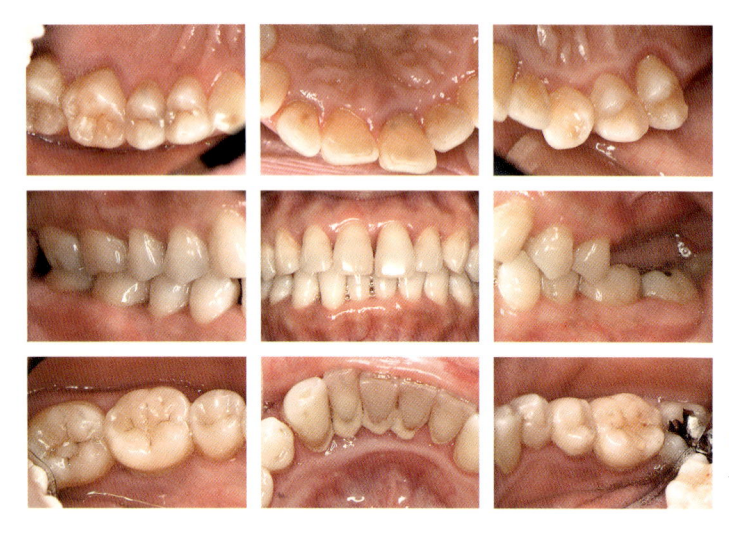

図1　初診時の口腔内写真（2002年11月）。恐怖心、嘔吐反射が強く、十分な撮影ができなかった。舌側歯頚部には帯状にプラークが沈着し、歯肉の発赤が著しい。

私の悩み～更年期と歯周病の関係について～

日々の臨床で患者さんと接していると、この歯肉は何だろう？　この炎症はどうして引かないの？　と頭を悩ませることがあります。そんな中、こうした違和感を感じる口腔内の持ち主に共通点があることに気づきました。それは、閉経後の女性であるということです。そして同時に"更年期"ということばが浮かんできました。

症例1

歯の動揺を主訴に来院された61歳の女性Kさんは、歯科治療に対する恐怖心と不安をお持ちでした。そのため、大きく口を開けられず、強い嘔吐反射がありました。口腔内は、全顎的な歯肉の腫脹・発赤、4～8mmの歯周ポケット、歯頚部のプラーク付着、高度な骨吸収が認められ、歯周病が進行していました（図1～3）。

初診時、主訴部位は残念ながら抜歯になりましたが、このときKさんは「だめなところは抜いて、早く入れ歯を作ってほしい」と主張されていました。恐怖心から、少しでも来院する回

更年期の患者さんに何か特別なアプローチ法はあるの？

初診時のエックス線写真＆プロービングチャート

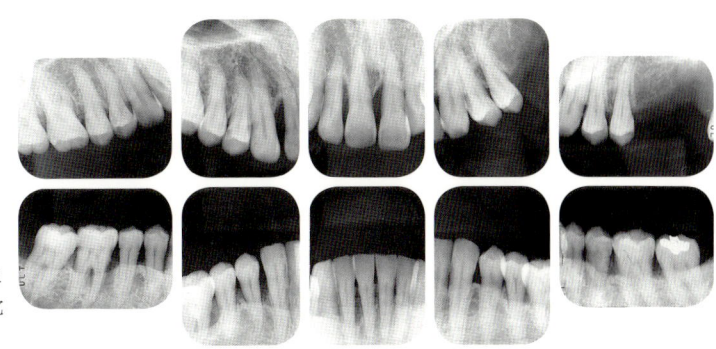

図2 初診時のエックス線写真（2002年11月）。全体的に垂直性の骨吸収が認められる。はっきりとした歯石の沈着は感じられない。

図3 初診時のプロービングチャート（2002年11月）。4〜8mmの歯周ポケットがみられる。

数を減らしたい、できるだけ来ないようにしたい、と思っているようでした。

初回検査後のご相談の際には、「歯周病というのは治らないもので、悪くなったらあきらめて抜くものと思っていた」と、教えてくださいました。これまでう蝕もなく、歯科通院歴がほとんどなかったKさん。「自分の歯には自信を持っていたのに」と、悲しそうにお話されたようすを今でも覚えています。これを受け、私は現在のご自身の口腔内について知っていただけるよう、お話しました。

歯周基本治療1回め。Kさんは、「治療していく」「歯肉をより良くしていく」という意識を持って来院してくださったものの不安の色を隠せないようでした。私もKさんのこうしたモチベーションと、薄く軟らかく炎症の強い歯肉に不安がありました。そこでまずは、歯肉縁上の軟らかい歯石の除去と術者磨きを行い、Kさんにも実際に口腔内を確認していただきました。また、プラークを顕微鏡で見ていただいたところ、Kさんもやっと歯周病がどういうものか理解してくださったようです。

それからTBIやスケーリング・ルートプレーニング（SRP）で何回かの来院を重ねるうち、笑顔もみられるようになりました。歯周病についての理解も深まり、電動歯ブラシやワンタフトブラシを購入され、Kさんなりにプラークコントロールに取り組む姿勢がみられました。しかしSRP後の歯肉の反応は悪く、私は不安を感じました。

その後も状況は変わらず、6回のSRP後に迎えた再評価では、臼歯部、前歯部ともに4〜6mmの歯周ポケットが残り、一部まだ暗紫色の歯肉部位もありました（次ページ図4〜6）。さらに、舌側のプラークコントロールが思うように向上しておらず、焦りも感じました。再SRPとTBIを行い、1ヵ月後に再度プロービング検査を行いましたが、変化はありませんでした。

また、不安感の強い中で前向きにアプローチし続けてきたせいでしょうか、このときKさんの中には"がんばった"という達

59

Part 2 対応法に関する悩み

再評価時の口腔内

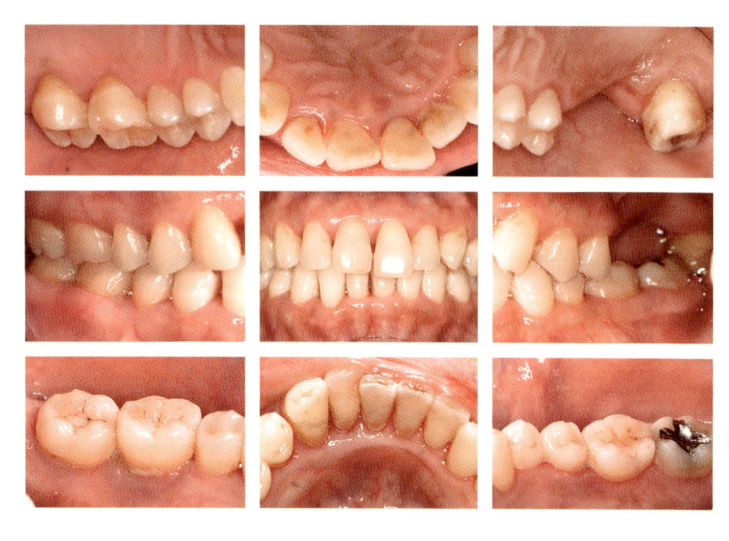

図4 再評価時の口腔内写真(2003年2月)。初診時よりも嘔吐反射が軽減。舌側のプラークコントロールがなかなか向上しない。

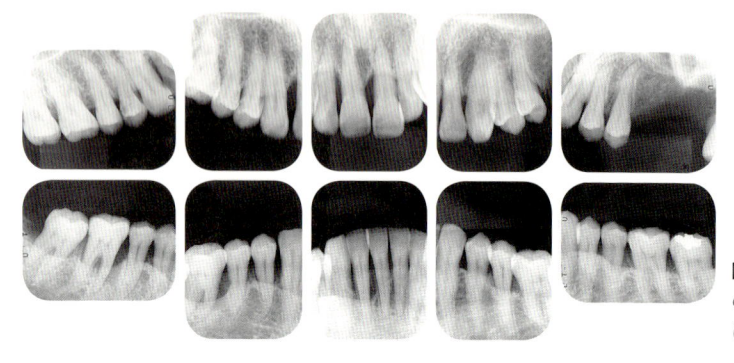

図5 再評価時のエックス線写真(2003年2月)。6|と|1の骨吸収は咬合状態によるものではないかとの指摘を受け、上顎左側に義歯装着後、経過をみることになった。

図6 再評価時のプロービングチャート(2003年2月)。数値的にもすっきりと改善が認められないだけでなく、歯肉を触った感じもゆるく弾力のない状態だった。

初診時から3年半後の口腔内

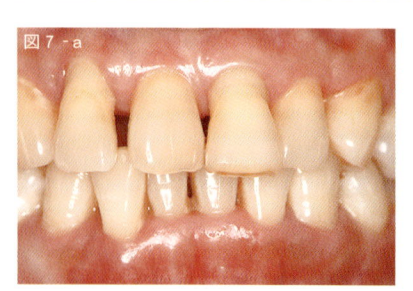

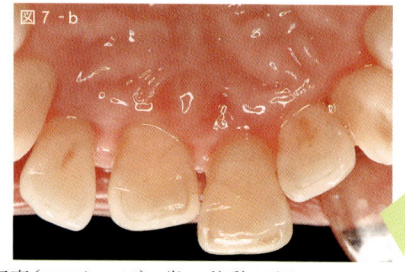

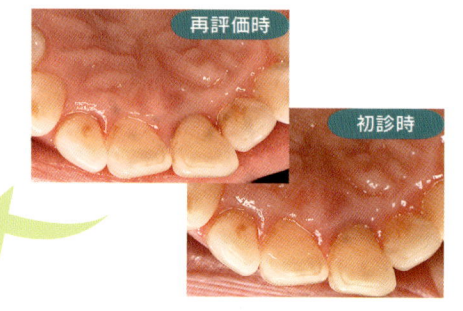

図7-a、b 初診時より3年半後の口腔内写真(2006年5月)。歯の移動が認められる。

再評価時

初診時

更年期の患者さんに何か特別なアプローチ法はあるの？

症例2：初診時データ

患　者：Mさん、50歳・女性
初診日：2004年5月
主　訴：相談したい
口腔内所見：全顎的に歯肉の排膿・発赤、4〜9mmの歯周ポケットあり。下顎の欠損部位には局部床義歯を装着。審美性も気にされていた。口臭あり

エックス線写真所見：1̲は根尖に達する骨吸収、全顎的に高度な骨吸収
既往歴：なし
喫　煙：なし
ブラッシング習慣：ありとあらゆるブラッシング用具を長年にわたって研究

初診時の口腔内

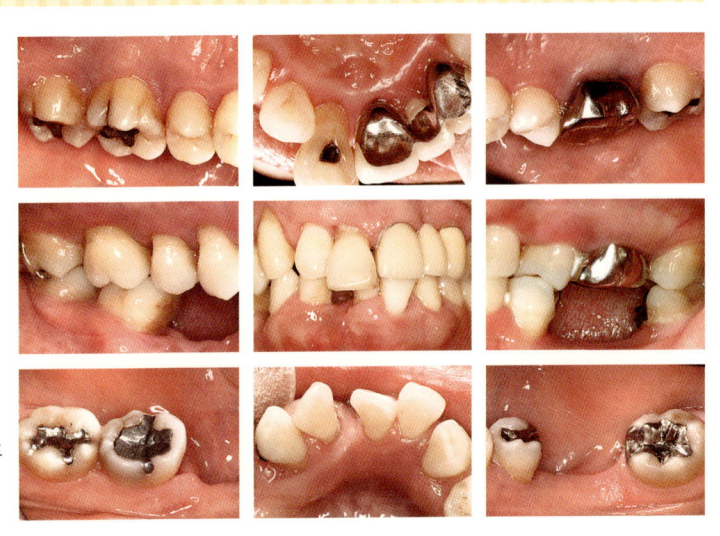

図8　初診時の口腔内写真（2004年5月）。Mさんなりに放置していたわけでもないのに、悪化してきた口腔内。とてもハイリスクに感じられる。

成感が生まれていました。一方私には、まだ治癒に至っていないところがある、プラークコントロールを上げていただきたい部位がある、という思いがあり、両者の見解にずれが生じてしまいました。

このときあらためて、まだ通院に対する恐怖と不安が強いにもかかわらず、がんばって通ってくださるKさんの気持ちと、口腔内ばかり見て、もっと良くしたい、がんばってほしい、と焦っていた自分の気持ちに気が

つきました。ブラッシングに関しても、Kさんなりに努力しており、プラークが残っていたのは、嘔吐反射により磨けない部位がほとんどだったのです。

その後、数回の再SRPを経て、現在も短い間隔でのデブライドメントを行っています（図7）。ときおり、浮腫感を感じるとおっしゃるKさん。"歯肉は体調のバロメータ"と表現されますが、いつまでも安定しない歯肉に憤りを感じています。

症例2

Mさんは「相談したい」と、来院された50歳の女性です。若い頃に義歯になり、自分の口腔内に不安を抱きつつ、歯科通院を繰り返していたそうです。しかし、それでも失われていく歯と腫脹する歯肉にあきらめを感じていらっしゃいました。

実際に口腔内を拝見すると、全顎的な歯肉の排膿・発赤、4〜9mmの歯周ポケットと歯の動揺、前歯・臼歯の欠損がみ

Part 2 対応法に関する悩み

初診時のエックス線写真&プロービングチャート

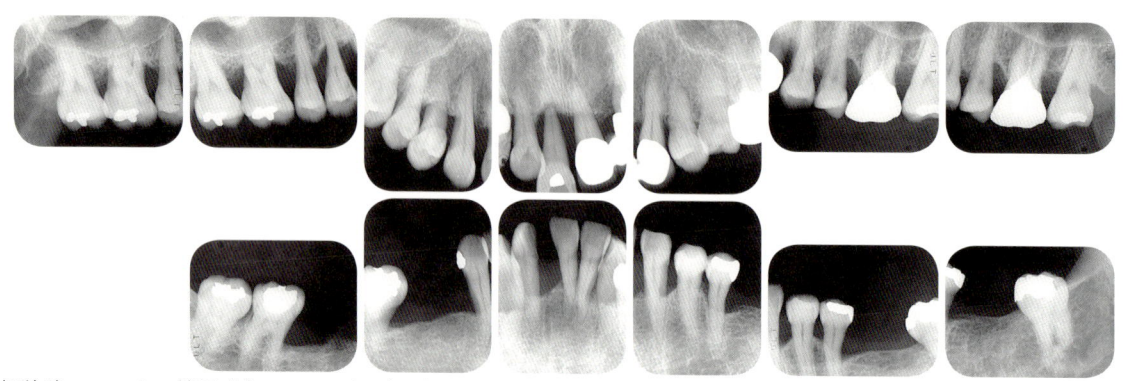

図9　初診時のエックス線写真(2004年5月)。全顎的に高度な骨吸収がみられる。また、歯冠が大きくルートトランクが長いので、解剖学的なリスクも感じられる。

図10　初診時のプロービングチャート(2004年5月)。全顎的な出血や歯肉の排膿、4〜9mmの歯周ポケットがみられる。

　られ、私はかなりの危機感を感じました(図8〜10)。

　10年前、とても歯肉が腫れて強い口臭があったというMさんは、これまでのご自身の口腔内の変化をくわしく覚えていました。ずっとテニスを続けているのですが、だんだん歯をくいしばれなくなり、現在ではボールを打ち返す際に力が入らないそうです。1｜を抜歯してから、挺出してきた上顎の前歯に、審美的な不満も感じていました。

　そこで、まずは全体的な歯肉の状態回復を目指して歯周基本治療に臨みました。「ピンク色になって張った感じがする」「こ れが引き締まったってこと？」「ここがまだブヨブヨなんだけど」など、治療中の歯肉の変化に興味津々です。

　しかし、Mさんの根面にざらつきは感じられるものの、はっきりとした歯石は感じられず、深い歯周ポケットから出てくるのは多量のプラークと不良肉芽、炎症性のどろっとした出血でした。しかもMさんの口腔内からは、歯周病独特の臭いを感じました。私はSRPを行いながらも、この先の治癒に不安を感じました。

　こうしてTBIとSRPを繰り返し、半年後にやっと再評価を 迎えましたが、歯肉の反応はあるものの、まだ多くの歯周ポケットが残り、すっきりしない結果となりました(図11〜13)。一時的に炎症が引いただけで、根本的な改善ではないような不安を感じました。残った歯周ポケットに関しても、なぜそこが残ったのかわからず、また、他部位に比べて歯肉退縮が著しい上顎右側を中心にコンタクトに残るプラークも気がかりです。

　救いは、Mさんの口腔内に対する関心の高さです。息子さんの交通事故により一時プラークコントロールが低迷していましたが、再評価時の染め出しの

更年期の患者さんに何か特別なアプローチ法はあるの？

再評価時の口腔内

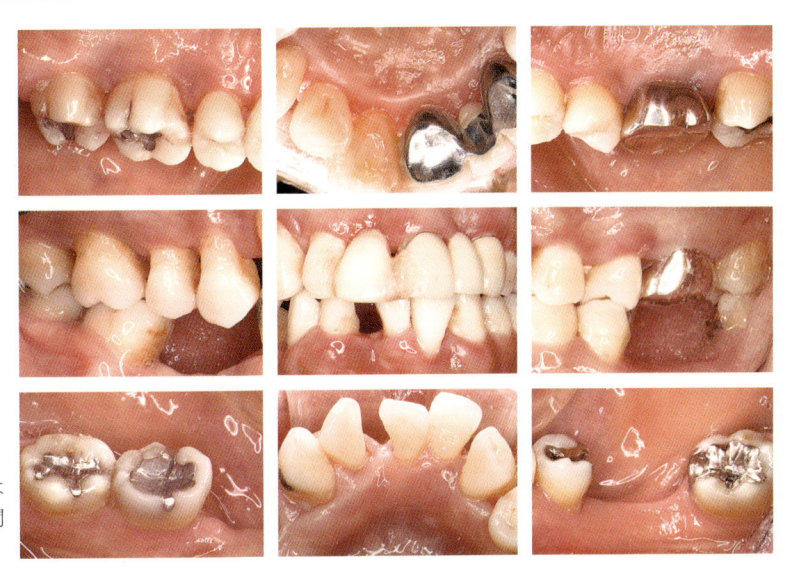

図11 再評価時の口腔内写真（2004年11月）。1|は抜歯となり、歯周基本治療後の補綴修復までの間仮着してある。上顎右側の歯肉は退縮が著しい。

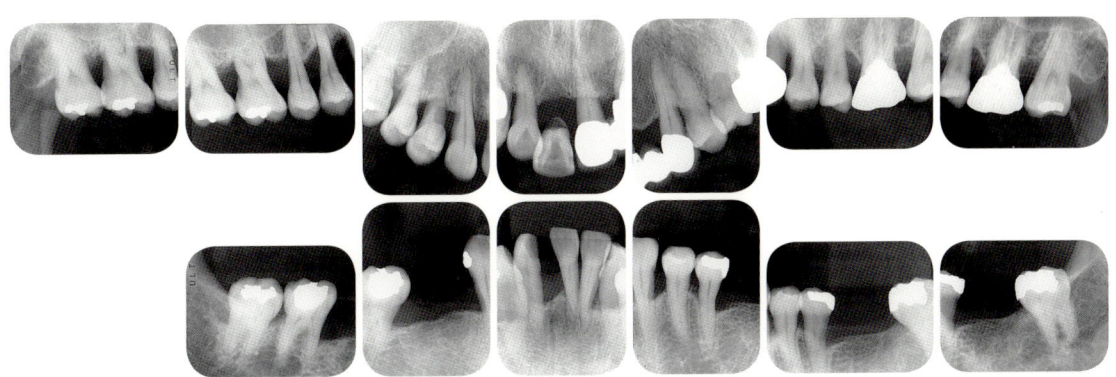

図12 再評価時のエックス線写真（2004年11月）。

図13 再評価時のプロービングチャート（2004年11月）。ご自身の口腔内と真剣に向き合われ、補助用具なども使用しプラークコントロールに意欲的になられた。しかし、すっきりしない歯周ポケットが残り、骨量の少なさから今後の不安も大きい。

際、前歯まで染まったことを非常に悔しがり、より良い状態に向けて再出発となりました。しかし、悪化してしまった根本的な原因はわからないままです。それでもとにかく進めていくしかない口腔ケアと、不安定なプラークコントロール、歯肉の状態に、私は疑問と不安を覚えました（次ページ図14、15）。

Part 2　対応法に関する悩み

初診時より2年後の口腔内

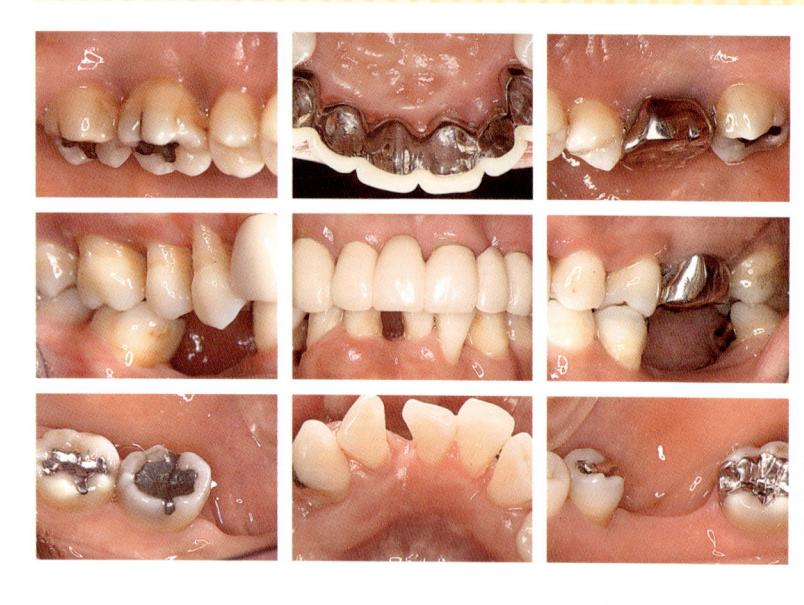

図14　初診より約2年後の補綴物装着後の口腔内写真（2006年4月）。マウスピース装着や矯正等の処置はまだ受け入れられず、短い間隔でのディプラーキングのみ続けている。

図15　初診より約2年後のプロービングチャート（2006年4月）。歯肉の位置の高低差等により、コンタクトのプラークコントロールに課題が残る。

悩みに対して私がしたこと・考えたこと

1 更年期に関する情報収集

　まずは、漠然としていた"更年期"に対する知識を整理してみました。なんとなく、女性ホルモンのバランスが崩れるから歯周病にも影響があるのだろう、通常の治療を施しても治癒せず、喫煙や糖尿病、その他のリスク因子がない歯肉に関しては、きっと更年期が関係しているのだろう、と位置づけていました。

　しかし調べてみたことで、ホルモンが実際どのように、どの程度影響するのか、更年期とは何なのかを実は何も知らない自分に気がついたのです。よく患者さんが「歯周病ということばは知っているけれど、どんな病気でどうすればよいのかわからない」とおっしゃるのと同じことです。いざ調べてみると、何を持って更年期と判断するのか、何が起きているのか、多種多様な症状、個人差、自律神経失調症や骨粗鬆症、高脂血症との密接な関係についてなど、たくさんのことがみえてきました。

　同時に、更年期も歯周病と同じ多因子性の疾患であり、さまざまな影響を受けるものなのだと知りました。また採血や骨密度測定など、歯周病と同様にしっかりとした検査のもとに診断され、治療されるものだということもわかりました。漠然と更年期に似た症状があるから、歯肉も影響を受けているのかなと思っていましたが、そうではなく、むしろ歯周病には骨粗鬆症や免疫力の低下が強く影響を及ぼしているようです。免疫力の低下に関しては、2人の反応の鈍い歯肉のどちらにも思い

更年期の患者さんに何か特別なアプローチ法はあるの？

当たる節があります。

2 先輩からのアドバイス

また、他院の先輩歯科衛生士にも意見をうかがってみました。すると、これまで私の中にはなかった視点からのご意見をいただきました。

それは、更年期の女性は精神的な不安定さも抱えているため、プラークコントロールにむらが多いということです。つまり、エストロゲンの減少により、自律神経はもちろん感情までもアンバランスになってしまい、その結果プラークコントロールにむらが出ることが歯周病に関係している、という位置づけです。

このお話を聞いた際に、私はKさんの顔が思い浮かびました。更年期は、ホメオスタシス機構で調整できない変化によって起きる疾患です。そのため、やはり食事や運動、生活習慣に深く関連したアプローチが必要であることは、歯周病とも共通するところが多いのかもしれません。

また、Mさんに関しては、咬合に関するアドバイスもいただきました。都内でご開業の笹生宗賢先生に相談したところ、下顎の動揺は、

① アンテリアガイドが形成されないまま上顎が固定されたことで、逃げ場がなくなったのではないか
② 3 の挺出と何らかの関係があるのではないか
③ 2級の咬合関係から側方歯群に力がかかりやすいため、歯肉退縮や歯根膜腔の肥大を起こしているのではないか

という3つの原因が考えられるとのことでした。

さらに、口呼吸をしている際にみられる口蓋側の歯肉の腫脹（テンションリッジ）がみられるとのアドバイスもいただきました。これは、私がMさんに感じた歯周病独特の臭いにも関係しているようです。特に重度の歯周病を発症している方に感じるこうした臭いは、偏性嫌気性細菌が原因らしく、深部の歯周ポケットや口腔乾燥による細菌の存在を示していることがわかりました。

今後の課題

この2症例は、すっきりとした治癒が認められず、予後が不安という共通の悩みがありました。そのため、漠然と"更年期"が関係しているのはないかと同じ領域で考えていたのですが、さまざまな情報とアドバイスにより、相違している点に気がつきました。

Kさんに関しては、やはりプラークコントロールの安定が最優先です。できるだけKさん自身にセルフケアを行っていただけるようアプローチできるのが理想なのですが、どうしても舌側のプラークコントロールが難しいのであれば、こちらのケアをより頻繁に行わせていただくことも必要なのでしょう。そのためには、歯科通院に対する心の負担を軽減する必要もあります。より徹底したプラークコントロールがKさんに何をもたらすのか、その結果得られる口腔内はKさんにとってどんな意味を持つのか、十分に話し合っていく必要がありそうです。

一方、Mさんに関しては、咬合のアプローチも視野に入れていく必要があるようです。この点は、歯科医師との連携のもと、再考していかなければなりません。プラークコントロールだけでは予後に不安を抱えているMさんに、矯正も含めた咬合のアプローチをご相談させていただくことで、より予知性を持った対応ができるかもしれません。

このお2人の症例から、自分なりに考え、また、たくさんの方にアドバイスをいただき、新しい視点と、更年期に関して多くの情報を得ることができました。

今回特に感じたのは、更年期も歯周病もやはり発症前の予防が必要不可欠であることです。そのためには生活習慣や食生活習慣など、日頃の積み重ねがポイントになるようです。他の科に比べて定期的に受診してくださるチャンスの多い歯科で、口腔内の健康をとおして健全な食生活と笑顔を保ち、身体の健康も維持していただけるような関係づくりを目指していきたいと思います。

Part 2 対応法に関する悩み

その後の経過～今思うこと～

本欄は、月刊『歯科衛生士』掲載以降に新たに執筆した内容です。

　私は現在、歯科衛生士10年めとなり、お2人とのかかわりも7年め、5年めとなりました。2つの症例をとおして、患者さんの全身的な状態を把握することやプラークコントロールの重要性を身にしみて感じました。

　その後のKさんは、義歯との戦いです。最初は、違和感を許容できず長時間装着していられなかったのですが、残っている歯の負担を考え、「今のこの大きさの義歯ですむうちに……」と慣れてくださいました。いつか総義歯になってしまうのでは？ と不安を抱えつつ、今自分にできることをがんばろうとプラークコントロールに取り組んでくださっています（図16）。

　一方、Mさんはプラークがたまると右側に知覚過敏症状を感じるようになりましたが、歯肉退縮によりセルフケアしにくい形態をご理解くださり、歯間ブラシやワンタフトブラシを駆使して維持に努めてくださっています。形態的に根面う蝕の心配もあるので、フッ化物も併用しながらのセルフケアを続けていただいています（図17）。

　私もしっかりサポートを続けていけるようさらなる向上を目指して努力していこうと思います。

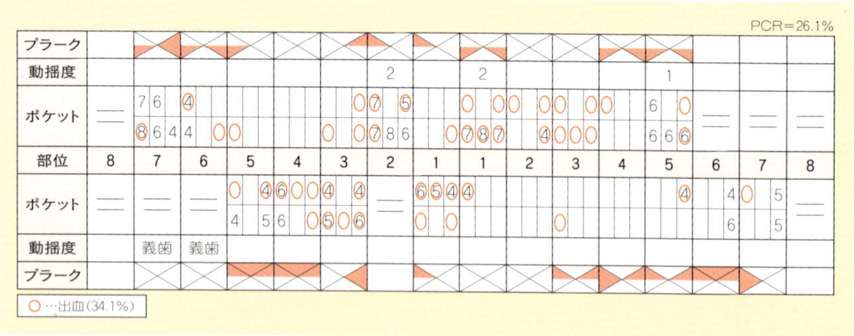

図16　症例1（Kさん）最新のプロービングチャート（2009年4月）。プラークコントロールに課題は残るものの、少しずつ残存歯歯肉が安定してきた。

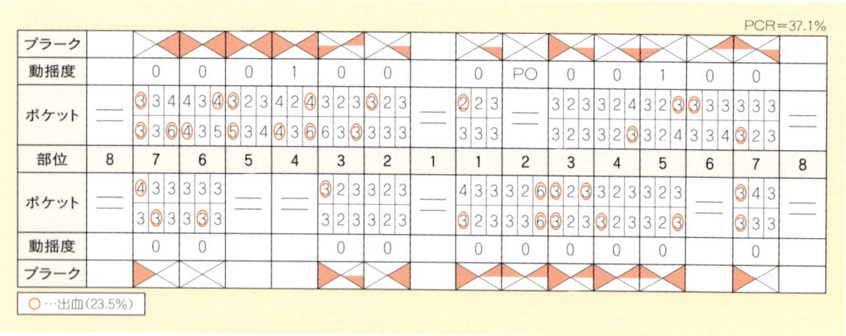

図17　症例2（Mさん）最新のプロービングチャート（2009年7月）。まだ炎症のコントロールができていない。

参考文献

1. 山本浩正, et al. ペリオのインテリジェンスを高めるレビュー・ザ・ペリオ. 東京：クインテッセンス出版, 2005.
2. Lindhe J(編), 岡本 浩, et al(著). Lindhe 臨床歯周病学. 東京：医歯薬出版, 1986.
3. Lopez-Marcos JF, Garcia-Valle S, Garcia-Iglesias AA. Periodontal aspects in menopausal women undergoing hormone replacement therapy. Med Oral Patol Oral Cir Bucal 2005；10(2)：132-141.
4. Machtei EE, Mahler D, Sanduri H, Peled M. The effect of menstrual cycle on periodontal health. J Periodontol 2004；75(3)：408-412.
5. Krejci CB, Bissada NF. Women's health issues and their relationship to periodontitis. J Am Dent Assoc 2002；133(3)：323-329.
6. Payne JB, Zachs NR, Reinhardt RA, Nummikoski PV, Patil K. The association between estrogen status and alveolar bone density changes in postmenopausal women with a history of periodontitis. J Periodontol 1997；68(1)：24-31.

Part 2 対応法に関する悩み

CASE 7

私の悩みを聞いてください！

SRPの限界をどこで判断したらいいの？

居相静香、清水京子／サイトウ歯科

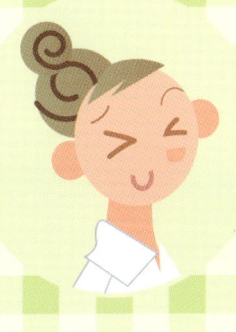

　スケーリング・ルートプレーニング（SRP）を含む非外科処置の有効性は、数々の文献により証明されており[1]、かなり深い歯周ポケットであっても徹底的な非外科処置により、著しい改善が認められることがあります。しかし一方で、積極的な非外科処置を行ったにもかかわらず、再評価時に出血や深い歯周ポケットが残ってしまう場合もあり、感染の残った深い歯周ポケットをそのままにしておくことは、継続的なアタッチメントロスが起こる危険性があるといわれています[2]。

　そこで今回、どのような部位、どのような病態にSRPを含む非外科処置の限界があるのか、そして、それを歯科衛生士としてどのように見極めればよいのかについて、2症例から考えてみました。

Part 2 対応法に関する悩み

症例1：初診時データ

患　者：Tさん、61歳・男性
初診日：2003年1月
職　業：会社員
主　訴：歯周病を治したい
口腔内所見：プラークコントロール良好、4～8mmのポケットあり、充填物なし

エックス線写真所見：全顎的に軽度の水平性骨吸収あり、7|近心、|6遠心に垂直性骨吸収あり、中等度歯周炎と診断
既往歴：全身疾患なし
喫　煙：なし

初診時の口腔内

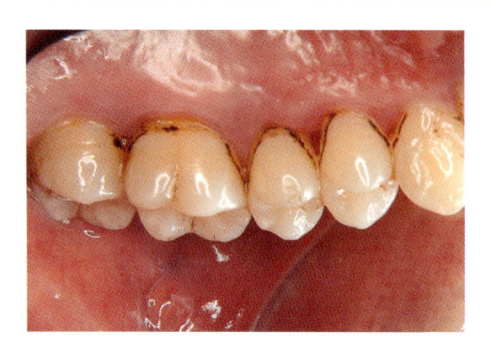

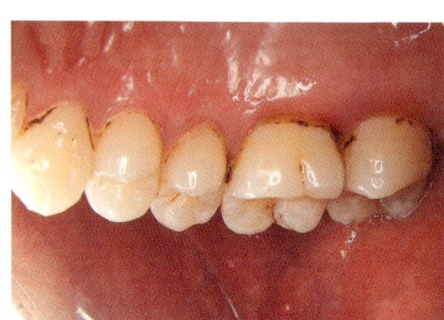

図1-a｜図1-b

図1-a、b　初診時の7|（図1-a）、|6（図1-b）（2003年1月）。歯間部、歯頸部にプラークと食物性のステインの付着が認められ、発赤も認められる。

私の悩み～外科処置の必要性を見極めるポイントについて～／居相静香

　私は歯科衛生士学校を卒業後、サイトウ歯科へ勤務し6年めになります。SRPをしてもなかなか歯周ポケット（以下、ポケット）の改善が得られない場合、まずは「自分の技術不足では？」と考えてしまいますが、それ以外にも原因がある場合、どこまでSRPを行えばよいのか、そしてそれだけでは感染が除去できないときの次のステップとして歯周外科処置に移行する場合、歯科衛生士としてどのような視点でみたらよいのか悩んでいます。そこで今回は、SRPを繰り返しても改善のみられなかった症例を紹介したいと思います。

　Tさんは初診時61歳の男性で、他医院にてメインテナンスをされていました。今まで自分の口腔内は健康だと思っていたようですが、あるとき歯が痛み、救急病院で治療を受けられたときに歯周病であると診断され、治したいと来院されました。当初は、私ではなく先輩歯科衛生士が担当していました。

　記録によると、プラークコントロールは良好だったものの、染め出しにより、歯間部、歯頸部にプラークの付着が認められたため、TBIにて歯ブラシの当て方を確認したところ、Tさんはすぐに習得してくださったそうです。また、7|6に深いポケットがみられ、エックス線写真からは骨吸収が確認できました。SRP時には、歯肉縁下歯石が多量に沈着しており、大変だったようです（図1～3）。

　歯周基本治療、再評価を経て再SRPを行いましたが、7|6に4mmのポケットが残りました。ただし出血は認められず、

SRPの限界をどこで判断したらいいの？

初診時のエックス線写真＆プロービングチャート

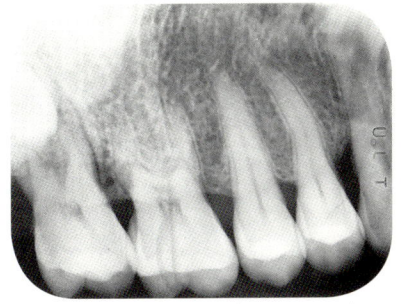

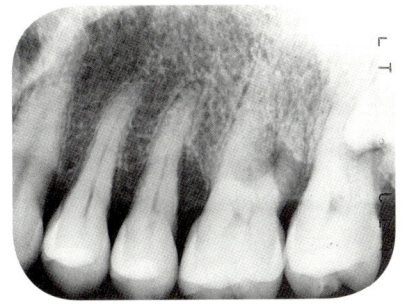

図2-a、b　初診時の7̲(図2-a)、6̲(図2-b)のエックス線写真(2003年1月)。7̲近心、6̲遠心に垂直性骨吸収が認められる。

図2-a｜図2-b

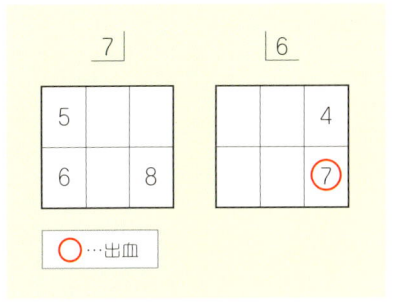

図3　初診時の7̲|6̲のプロービングチャート(2003年1月)。4〜8mmの歯周ポケットおよびBOPが認められる(3mm以下の数値は記入なし)。

メインテナンス移行時のチャート

図4｜図5

図4　メインテナンス移行時(2003年4月)の7̲|6̲のプロービングチャート。7̲|6̲に4mmの歯周ポケットが残っているが、BOP(－)だったため、経過観察となった。

図5　外科処置直前の7̲|6̲のプロービングチャート(2005年1月)。数ヵ月間、短い間隔でメインテナンスを行ってきたが、あまり変化が認められなかった。

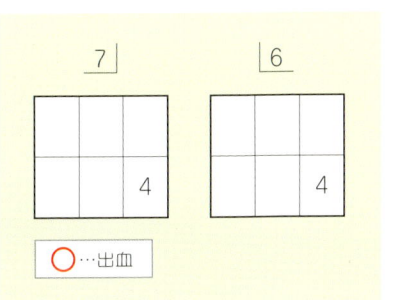

外科処置直前のチャート

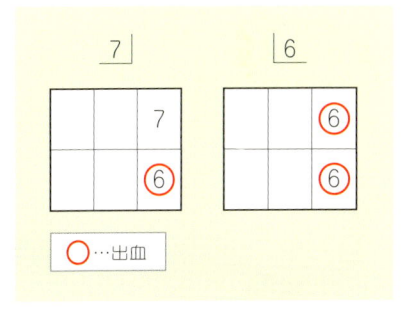

患者さんのプラークコントロールも良好なため、メインテナンスにて経過観察することになりました(図4)。

しかし、メインテナンス前に6̲に咬合痛が起こり、6mmのポケットが認められたため、麻酔下によるSRPを行いました。半年後のメインテナンスでは、5mmとなり、プロービング時の出血(BOP)もなくなり、再び経過観察していくこととなりました。一方、7̲においてもメインテナンス時に6〜9mmのポケットが認められたため、6̲と同様に麻酔下によるSRP後、経過観察としました。

それからさらに半年後から、先輩より私が引継いで担当することになりました。1〜2ヵ月の短い間隔でようすをみておりましたが、7̲|6̲は4〜6mmのポケットとBOPが認められ、なかなか改善が認められませんでした。

そこで、院長へ相談し、歯周外科処置を行うことになりました(図5)。7̲|6̲のどちらも垂直性で幅が広く骨欠損があり、再生療法を行いました(次ページ図6)。

現在も4〜6mmのポケットがありますが、プラークコントロールは良好で、外科処置前に比べると改善傾向にあります。プラークが少し付着しているとBOP(＋)になるため、歯間ブラシを追加し、徹底したセルフケアをしていただいています。エックス線写真でも、骨の状態など大きな問題もなく、安定しています(次ページ図7〜9)。

Part 2　対応法に関する悩み

外科処置時の口腔内

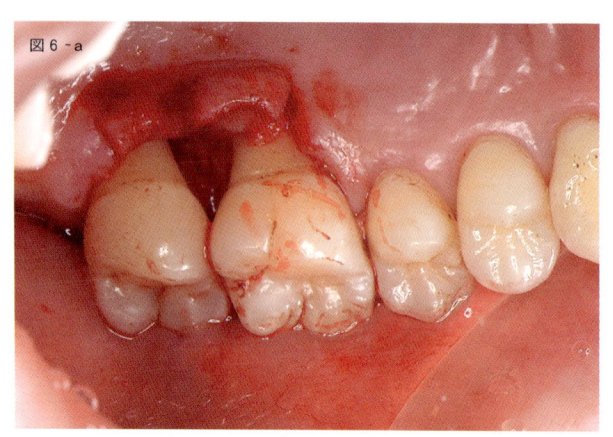

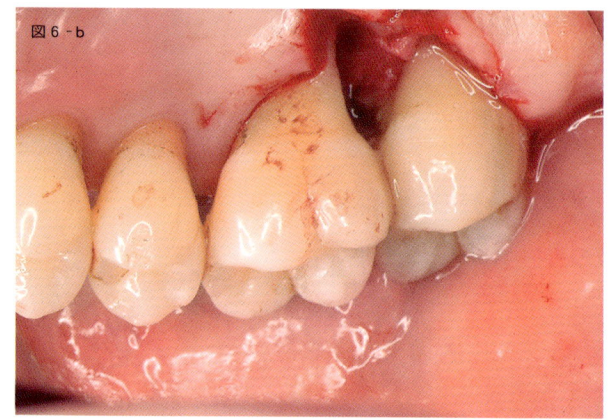

図6-a、b　外科処置時の 7⏌（図6-a、2005年3月）、⎿6（図6-b、2005年1月）。垂直性の骨欠損が認められる。

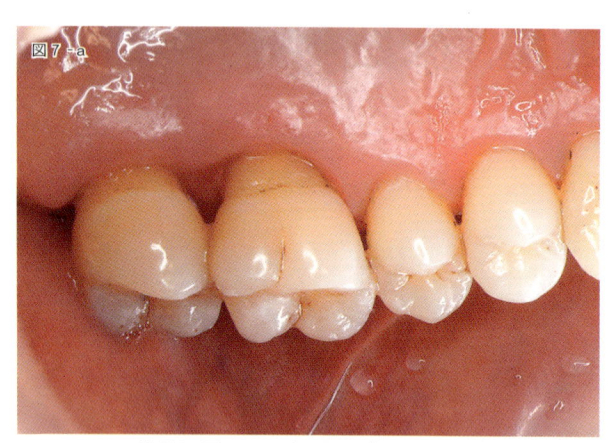

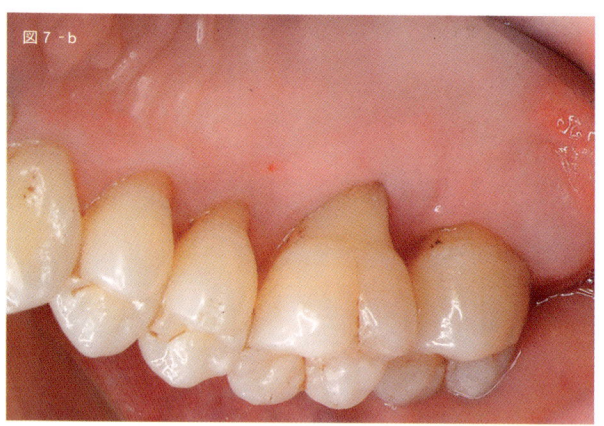

外科処置から2年後の口腔内

図7-a、b　外科処置から2年後の 7⏌（図7-a）、⎿6（図7-b）（2007年1月）。プラークコントロールの状態は良好である。歯ブラシだけでは完璧にプラークを除去できないため、歯間ブラシを使用している。

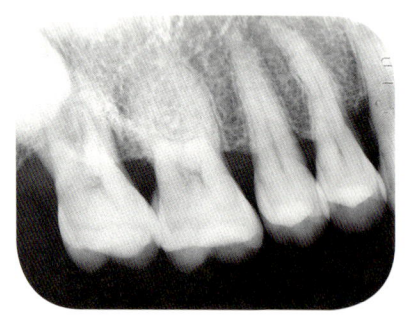

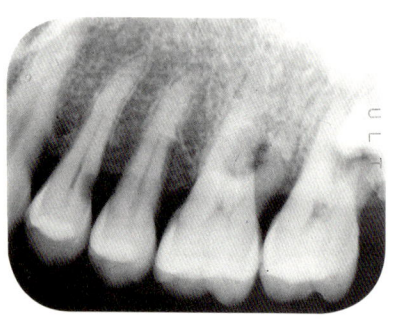

図8-a、b　外科処置から2年経過後の 7⏌（図8-a）、⎿6（図8-b）のエックス線写真（2007年1月）。特に大きな問題はなく、安定している。

図8-a｜図8-b

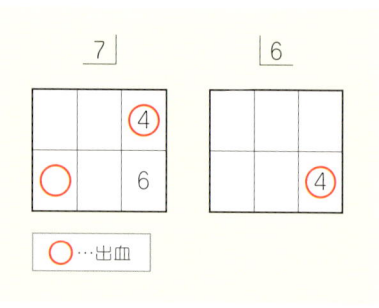

図9　外科処置から2年経過後の 7⏌⎿6 のプロービングチャート（2007年1月）。4～6mmの歯周ポケットおよびBOPは認められるが、外科処置前より改善されている。

○…出血

70

SRPの限界をどこで判断したらいいの？

悩みに対して私がしたこと・考えたこと

歯周外科処置は、非外科療法で対処できないときや、非外科療法をより有効にしたいとき（非外科療法で対処の難しい問題）に行うべきといわれています。適応症として、

①患者さんの協力度が高い
②プラーク指数が全顎的に20％以下
（手術を行う箇所は局所的に0％）
③BOP（＋）
④プロービング値が5mm以上

などの条件が挙げられます[3]。

Tさんの場合は、すべてあてはまっていました。さらに、再生療法を行うにあたっては、適応の骨欠損状態であるかどうかということも考えるべきだと思います。再生に優れているのは、骨内欠損が3壁性といわれています。しかし、あくまでも臨床実感ですが、骨欠損の形態により、治癒に差があるように感じています。そのため、どれだけの骨壁部が歯周支持組織になっているかを確認し、どのような再生を生じるかを予測することがより重要であるようです。

Tさんの場合、3壁性で深い骨欠損でしたが、幅の広い欠損形態だったため、最適な条件ではないものの、適応の範囲ではあったかと思います。特に、今回行ったGTR法（組織再生誘導法）においては、適応として歯周基本治療後にプロービング値が5mm以上で、垂直性骨欠損の深さが4mm以上であることが基準とされており[4]、これにもあてはまっています。

こうしたことから、歯科衛生士としてできる限りのことを行い、それでもポケットの改善が認められなかった本症例では、歯周外科処置はまちがいではなかったと思います。

現在、Tさんのポケットはまだ3mm以内になっていませんが、外科処置前よりは改善傾向にあります。また、外科処置には将来的に歯周病の進行リスクを下げる目的もあったので、現在はこの状態を維持させるためにメインテナンスをしっかり行っています。

今後の課題

今回症例を振り返ることで、SRPの限界、つまり外科処置の必要性を見極めるポイントについて整理することができました。

この経験を踏まえ、今後歯周基本治療におけるSRPの限界に遭遇した場合、患者さんの健康な口腔内を取り戻すために、歯科衛生士としてどこでそれを判断すべきかを考えていきたいと思います。そして、歯科衛生士サイドで問題を抱え込み、治療期間を延ばしたり、外科処置への移行のタイミングが遅れてしまったりすることのないよう、迅速に対処できる力をつけていきたいです。

その後の経過～今思うこと～

本欄は、月刊『歯科衛生士』掲載以降に新たに執筆した内容です。

メインテナンス6年めの現在も、Tさんは2～3ヵ月に一度来院されています。7|6においては、私もTさんもチェックするたびに「今回はどうだろう…」と、お互いに同じ気持ちで結果をみているように思います。大きな問題がないことをTさんにお伝えすると安心されています。

この2年間急発などはありませんが、7|はプラークが付着していると、4～8mmのポケットが認められ、出血をともなっているときもあります。その場合、1ヵ月後に来院していただき、チェックをすると、ポケットはあまり収縮しないものの、出血は認められない状態がほとんどです。根分岐部近くのポケットのため、難しい部分があるようです。|6は現在3mm以内に落ち着いている状態です。

Tさんには今後もプラークコントロールを徹底していただき、大きく進行しないよう、メインテナンスを続けていきたいと思います。

Part 2　対応法に関する悩み

症例2：初診時データ

患　者：Nさん、54歳・女性
初診日：2004年3月
職　業：専業主婦
主　訴：上下ポーセレン冠と義歯の再製
口腔内所見：③②1￢12③のブリッジの動揺、4～8mmの歯周ポケット、BOP(+)、排膿(+)、3￣4間フードインパクション
エックス線写真所見：2￣垂直性骨吸収、全顎的に水平性骨吸収あり、5￣8￣3￣う蝕あり、2￣3￣3￣根尖病巣あり、重度歯周炎と診断
既往歴：なし
喫　煙：なし

私の悩み～外科処置の必要性を見極めるポイントについて～／清水京子

　私は、歯科衛生士になり今年で3年めになりました。担当の患者さんも増え、勉強会では多くの先輩歯科衛生士の症例を拝見させていただきました。しかし、視診・触診だけでなく、見えない部分を予測するという力はまだまだ未熟です。今回は、短期間に何度も再発を繰り返す歯周ポケットに対して、その原因がわからずにSRPを繰り返してしまった症例を紹介したいと思います。

1 初診時

　Nさんは、上下ポーセレン冠と義歯を作り変えたいとのことで、2004年3月に来院された当時54歳の女性です。初診時、③②1￢12③のブリッジには動揺があり、義歯床下に食片が入り込んでしまうため、食事の際はかなり不便だったようです。また、2￣2￣3￣2￣3￣は歯肉退縮により根面が露出し、歯の動揺や根面う蝕が認められました（図10）。エックス線写真からは、全顎的に水平性の骨吸収と2￣に垂直性骨吸収、加えて5￣8￣3￣にう蝕、2￣3￣3￣に根尖病巣を認めました（図11）。プロービング検査では、数ヵ所に出血（BOP）と排膿を認め、O'Learyのプラークコントロールレコード（PCR）は、31.9％でした（図12）。

2 歯周基本治療＆再評価

　まず歯周基本治療では、歯間や歯頸部に帯状に付着していたプラークをしっかり落とすためのTBIを行いました。プラークスコアは20％以下を目標にしましたが、Nさんは当初から積極的にブラッシングに取り組んでくださったため、初診時31.9％だったPCRは、2回めに拝見した際には7％にまで減少していました。

　その後3回に分けてSRPを行い、再評価でもプラークコントロールは良好で歯肉も引き締まってきました。しかし、3￢は治りが悪く、再評価時にも5mmの歯周ポケットがありました。再SRP、イリゲーション後、再々評価で3mmと落ち着いたので、補綴治療へと移行しました。しかし、その後も何度か歯周ポケットが再発したため、麻酔下にてSRPを行い、経過観察をしました。

3 メインテナンス

　治療後、メインテナンス前の最終チェックでは3￢は歯周ポケット、BOPともに落ち着いていたので、2005年8月に3ヵ月間隔のメインテナンスに移行しました（図13）。ところが、次のメインテナンスの際、プラークスコアは4％と定着しており、他歯には炎症はみられなかったのに、3￢だけには8mmの歯周ポケット、BOP(+)に加えて排膿もありました（74ページ図14、15）。

　私は、なぜ3￢が再発を繰り返すのかわかりませんでした。

SRPの限界をどこで判断したらいいの？

初診時の口腔内

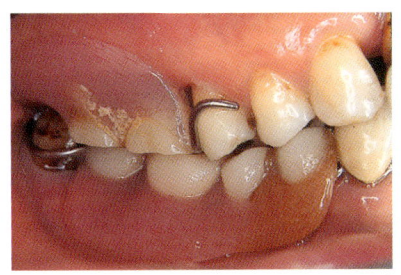

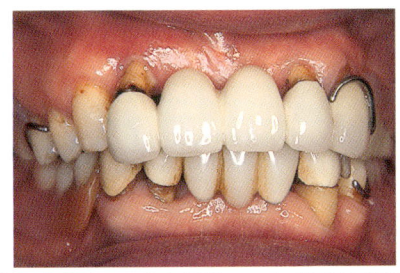

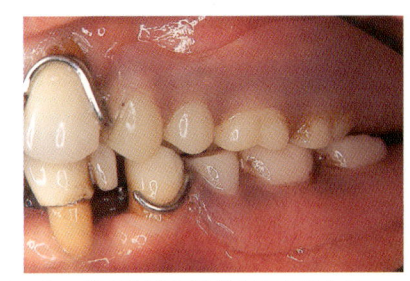

図10 初診時の口腔内写真（2004年3月）。2|23 2|3 は、歯肉退縮により根面が露出している。歯の動揺や根面う蝕を認める。

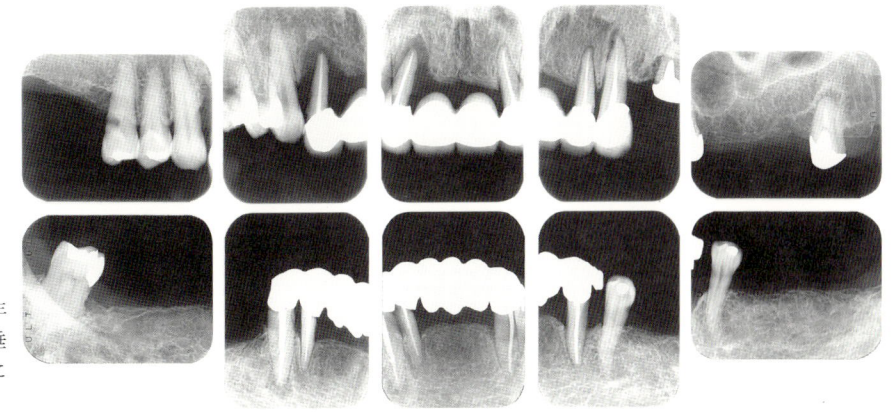

図11 初診時のエックス線写真（2004年3月）。全顎的な水平性骨吸収と 2| に垂直性骨吸収、5|8|3 にう蝕、2|3 3| に根尖病巣を認める。

図12 初診時のプロービングチャート（2004年3月）。4〜8mmの歯周ポケットと一部に出血、排膿を認める。

メインテナンス前の最終チェック時の口腔内

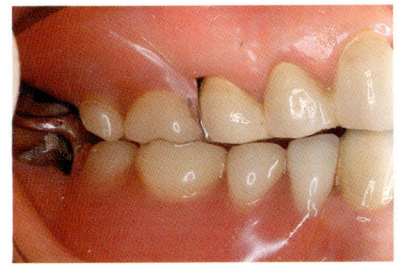

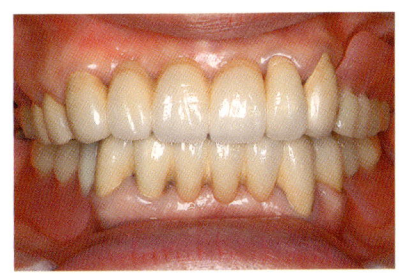

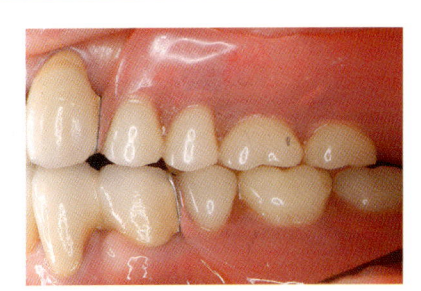

図13 メインテナンス前の最終チェック時の口腔内写真（2005年8月）。プラークコントロールは定着している。

Part 2　対応法に関する悩み

1回めのメインテナンス時のエックス線写真&プロービングチャート

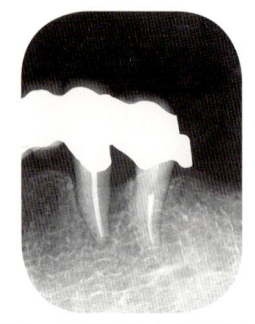

図14　1回めのメインテナンス時の|3̄ エックス線写真（2005年11月）。骨欠損を認める。

図15　1回めのメインテナンス時のプロービングチャート（2005年11月）。他歯には炎症がなかったものの、|3̄ の遠心に8mmの歯周ポケットを認め、BOP（＋）および排膿もみられる。

外科処置時の|3̄

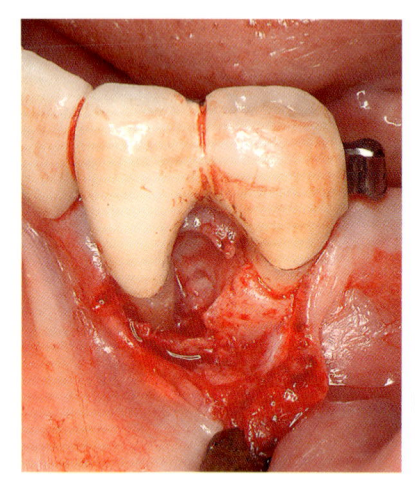

図16　歯周外科処置時（2006年8月）の|3̄。3壁性の骨欠損とクラックラインを認める。

外科処置後の|3̄ の変化

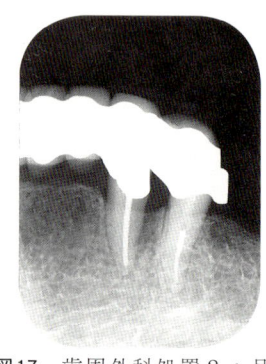

図17　歯周外科処置2ヵ月後（2006年10月）の|3̄ のエックス線写真。歯槽硬線の明瞭化が認められる。

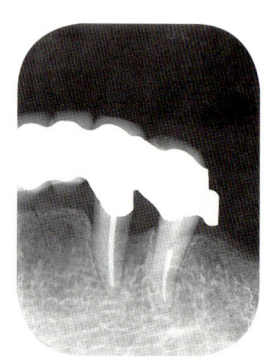

図18　歯周外科処置4ヵ月後（2006年12月）の|3̄ のエックス線写真。骨が緻密化してきているようにみえる。

　これまでのプロービング検査が甘かったのでしょうか。他に考えられる原因として、残石を疑い、先輩歯科衛生士にチェックしてもらいましたが、残石はありませんでした。しかし、それから1ヵ月後の再評価でも改善がみられず、院長より歯周外科処置が必要と判断されました。

　そこで、2006年8月にフラップオペを行ったところ、|3̄ には3壁性の骨欠損と根面にクラックラインが確認できました（図16）。まだ根尖まで破折しておらず、細いクラックラインが入っているだけだったため、進行しないよう処置をした後、再生療法を行い、保存し経過をみていくことにしました。再生療法から2ヵ月後、4ヵ月後のエックス線写真をみてみると、|3̄ の垂直性骨欠損の改善が認められます（図17、18）。

　とはいえ、メインテナンス前から|3̄ は非常に不安定だっただけに、もっと早くに破折に気づくべきでした。なぜ見逃してしまったのでしょうか。

悩みに対して私がしたこと・考えたこと

　歯周外科処置において、歯根面にクラックラインが確認されているため、初診時におけるワイヤークラスプ義歯からの無理な咬合加重により、二次的な咬合性外傷が起こっていたことが考察できました。

　しかし、再発を繰り返していたにもかかわらず、私は治らない理由を歯周病による単純骨欠損と決めつけ、SRPを繰り返していました。このことは、Nさんの大きな負担になってしまったと反省しています。

　確かに、二次元的に見るエックス線写真では、頬舌側面の破折はわかりやすいのですが、遠心側面の破折はわかりにくいと思われます。また、クラックラインは破折部の離開がないため、投影方向にかかわらず透過像として現れないことも、見逃してしまった一因かもしれません。しかし、そうした一面だけに捉われず、目に見えない部分についてもあらゆる角度から考えるべきだったと思います。

今後の課題

　症例を通じて、臨床症状から判断することの難しさをあらためて感じました。歯周ポケットが治らない理由を1つに決めつけず、いろいろな角度から考えることが大切です。外科処置が必要となる構造などの判断は難しいものの、クラウンやブリッジ、そして義歯との関連などさまざまな背景因子を疑う意識と、正確な判断を下せる力を身につけ、今後の臨床に臨みたいと思います。

その後の経過～今思うこと～

本欄は、月刊『歯科衛生士』掲載以降に新たに執筆した内容です。

　メインテナンスは5年めに入りましたが、患者さんのセルフケアは安定し、良好に保たれています。現在「3は自覚症状もなく、不自由ないとのことなので、3ヵ月に1度のメインテナンスで経過を追っていくことにしました。メインテナンスでは、現在の口腔内を維持できるよう、わずかな変化も見逃さず、また、自分だけの判断ではなく、ときには歯科医師や先輩歯科衛生士と意見を交換し合いながら、迅速に対応していきたいと思っています。

　そして、歯科衛生士として患者さんへアドバイスすることの重要性を認識しながら、できる限り長くおつき合いしていけるようサポートしていくつもりです。

参考文献

1. Magnusson I, Lindhe J, Yoneyama T, Liljenberg B. Recolonization of a subgingival microbiota following scaling in deep pockets. J Clin Periodontol 1984；11(3)：193-207.
2. Lang NP, Joss A, Orsanic T, Gusberti FA, Siegrist BE. Bleeding on probing. A predictor for the progression of periodontal disease? J Clin Periodontol 1986；13(6)：590-596.
3. Lindhe J, Westfelt E, Nyman S, Socransky SS, Heijl L, Bratthall G. Healing following surgical/non-surgical treatment of periodontal disease. A clinical study. J Clin Periodontol 1982；9(2)：115-128.
4. Badersten A, Nilveus R, Egelberg J. Effect of nonsurgical periodontal therapy. III. Single versus repeated instrumentation. J Clin Periodontol 1984；11(2)：114-124.
5. 福島俊士(監修). クイントブックレットシリーズ MI時代の失活歯修復―歯根を破折させないために―. 東京：クインテッセンス出版，2004.

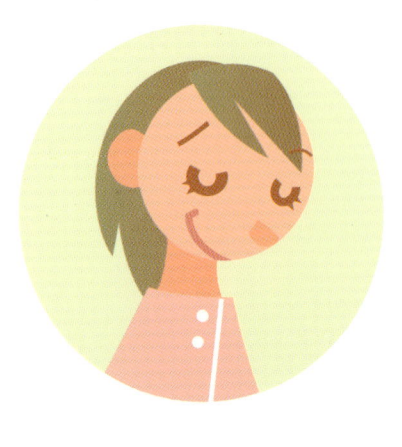

Part 2 対応法に関する悩み

CASE 8

私の悩みを聞いてください！

プロービング値3mm以下なのに炎症が治らないのはなぜ？

金森奈緒子、木幡紀子
中別府洋子、野島由香／浅賀歯科医院

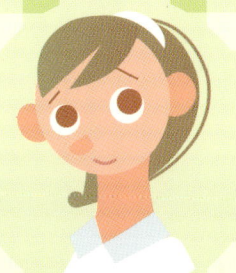

　私たちは、患者さんの口腔内の健康の回復、維持を目標として日々努力していますが、口腔内の健康にとって欠かせない条件の1つに、「健康な歯肉」があると思います。その定義として、
①色は淡いピンク色で弾力があり、引き締まっていること
②プロービング値は3mm以内
③bleeding on probing（BOP）が認められないこと
などが挙げられます[3]。
　今回はこの「健康な歯肉」の条件の1つである、プロービング値3mm以内を満たしているにもかかわらず、炎症が治らないという悩みについて、2症例をとおして考えてみました。

Part 2 対応法に関する悩み

症例1：初診時データ

患　者：Oさん、38歳・女性
初診日：2004年4月
主　訴：1|1の歯肉が腫れて磨くと痛む
口腔内所見：1|1歯肉炎、隣接面のプラークコント
ロール不良（中等度歯周炎、一部軽度歯周炎と診断）
エックス線写真所見：1|1の近心に歯肉縁下歯石沈着
既往歴：関節リウマチ
喫　煙：なし

歯周基本治療開始（再初診）時の1|1の状態

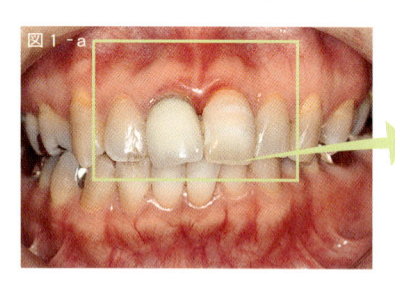

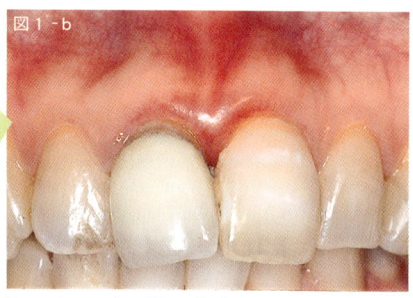

図1-a、b　歯周基本治療開始時の1|1（2004年4月）。強い炎症がみられる。

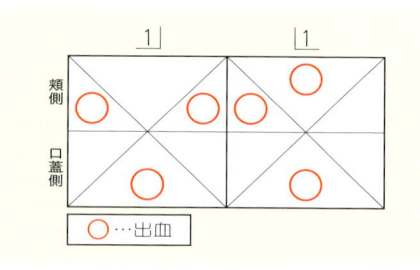

図1-c　歯周基本治療開始時の1|1のプロービングチャート（数値の記入は3mm以上）。プロービング値は3mm以下である。

私の悩み〜プロービング値3mm以下なのに炎症が治らない〜／金森奈緒子

　私は歯科衛生士学校を卒業後、浅賀歯科医院に勤めて6年めになります。現在、私の悩みは、3年間経過を診てきたOさんの1|1の炎症です。

　Oさんは1|1の歯肉が赤く腫れていることを主訴に、2004年4月に来院された当時38歳の女性です。全顎的に隣接面のプラークコントロールが甘いようでした。同時期に軽度のリウマチを発症されていましたが、症状としては朝の手のこわばりのみで、それも1分程度で治るそうでした。また、職業は専業主婦で、仕事で帰りが遅いご主人を起きて待っているという献身的な方です。

　1|1については、歯ブラシが歯肉に当たると痛くて怖いので、手加減をして磨いていたそうです。来院時には1|1の歯頚部にプラークがたくさん残っており、辺縁歯肉には強い炎症が認められました（図1）。また、プロービング値は3mm以内でBOP（＋）でした。そこで、軟らかめの歯ブラシを使うようにお話しました。

　Oさんは当院へ以前にも通っており、8年ぶりの来院でした。ここで、1|の治療歴について説明します。1975年、9歳のときにプールで前歯をぶつけたことにより、歯冠の一部が破折したため、メタルインレーを装着したそうです。その後、1986年、20歳のときに本人の希望により、メタルボンドにて再修復しています。装着時の写真はなく、1989年の写真がもっとも古いものになります（図2）。当時の写真からは、1|1の辺縁歯肉の炎症は顕著ではありませんでした。

　そして、1996年の結婚を期に、当院と実家のある埼玉県から神奈川県へと引っ越されました。その後、一度だけメインテナンスにみえましたが（図3）、それ以降は来院が途絶えていま

プロービング値3mm以下なのに炎症が治らないのはなぜ？

1|1の治療歴

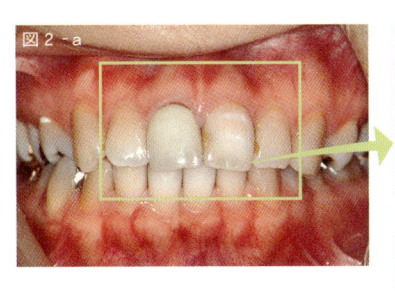

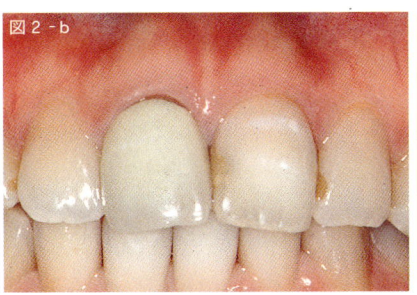

図2-a、b　メタルボンド装着から3年後の1|1（1989年4月）。

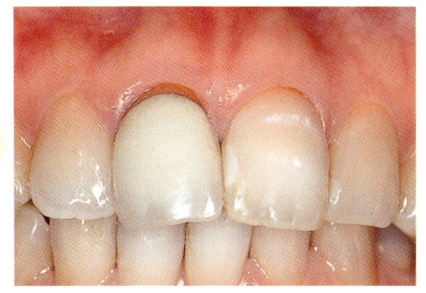

図3　メタルボンド装着から10年後（1996年8月）。

ルートプレーニングによる1|1の変化

図4-a｜図4-b

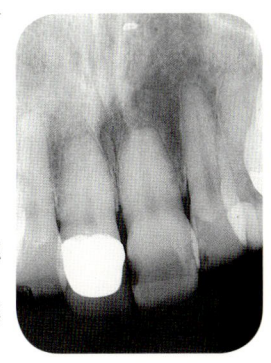

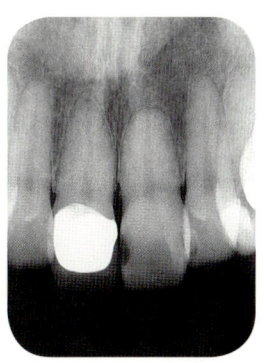

図4-a　PMTC後のエックス線写真（2004年5月）。1|1の近心に残石が認められる。
図4-b　マイクロスコープ下でのルートプレーニング後のエックス線写真（2004年10月）。|1にはまだ歯石が沈着していると思われる。

した。現在も神奈川県にお住まいで、ここ3年間は、実家に帰ったときに当院への検診に来られています。

今回の来院では、2004年5月より、全顎のPMTCを4回に分けて行いましたが、1|1の炎症は治りませんでした。1|1には量こそ減ったものの、まだプラークが残っており、ブラッシング時の痛みも、少し感じるようでした。そのうえ、1|1の近心には残石もありました（図4-a）。ここは根が近接しているため、スケーラーが到達しづ

らく、私ではルートプレーニングができないと判断しました。

そこで2004年10月、院長にマイクロスコープ下でのルートプレーニングをお願いしたところ、マイクロスコープを使用しても、歯石を目で確認することも、触知することもできませんでした。しかし、ルートプレーニング後のエックス線写真では、まだ|1の近心に残石があるように見えるものの、沈着量は減ったように思います（図4-b）。この歯石を取るにはフラップ手術をするべきだと思います

が、上顎前歯なので歯肉退縮を考慮して、おすすめしていません。

その後も、来院のたびに1|1のTBIを行い、ブラッシング時の痛みの対策としては、歯ブラシではなくインタースペースブラシを使って磨くことを提案しました。その結果、2005年3月にはブラッシング時の痛みは、近心を除いてなくなりました。また、プラークも近心にわずかに残る程度で、ほとんどみられなくなってきました（次ページ図5）。しかし、炎症の

Part 2 対応法に関する悩み

メインテナンス時 1|1 の変化

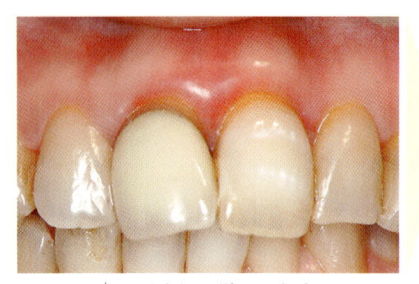

図5　1|1の近心を除けばプラークは付着していないが、それでも炎症は治っていない（2005年3月）。

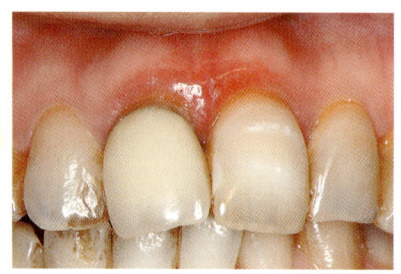

図6　プラークの付着量の増加とともに、炎症が強くなってきた（2005年7月）。

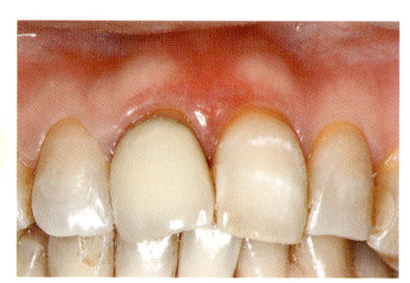

図7　最新の1|1（2006年1月）。このときも痛くて磨けないといっていた。

メインテナンス時 1|1 のプロービングチャートの変化

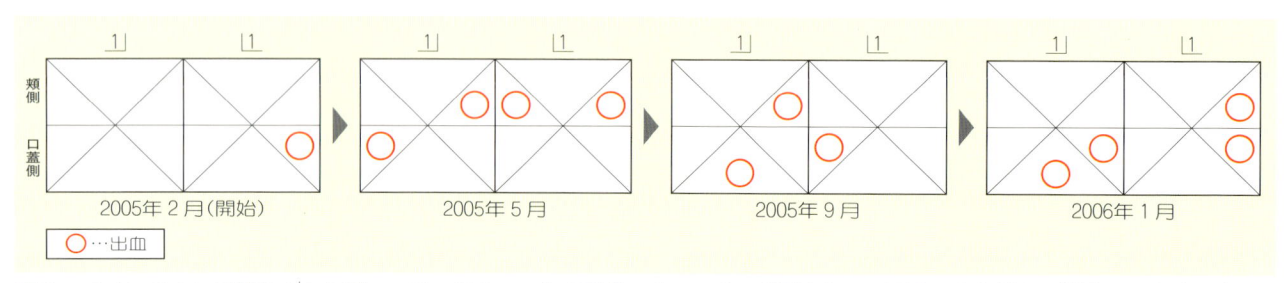

図8　メインテナンス時の1|1のプロービングチャートの変化。プロービング値は3mm以下のままだが、毎回BOP（＋）である。

消退には至らず、4ヵ月後の7月には、再び痛くて磨けないという理由からプラークが残るようになり、炎症も悪化してしまいました（図6）。最新のメインテナンスにおいても、痛くて磨けないとおっしゃっていました（図7）。この時期のプロービングチャートをみると、プロービング値は3mm以下のままですが、BOPは（＋）です（図8）。

悩みに対して私がしたこと・考えたこと

そこで、私は炎症とブラッシング時の痛みが治らない原因は何なのかを考えてみたところ、以下の5つが挙げられました。
①プラークの存在
②ブラッシング圧
③1|の残石
④リウマチに罹患している影響
⑤歯の移動

①については、ブラッシング時に痛みを感じることが、プラーク除去の大きな妨げになっていると思いました。そこで対策として、まず歯肉に直接歯ブラシの毛先が当たらないよう、当て方をくふうしてもらいました。そして、プラークの付着状況がはっきり目で確認できるように、自宅でも染色剤（プロスペック：GC）を使っていただくようにしました。しかし、2ヵ月後Oさんから、「毎日染めることは難しい」といわれた

プロービング値3mm以下なのに炎症が治らないのはなぜ？

ため、以前から洗口で使用していたコンクールF（ウエルテック）を、歯ブラシにつけて磨くようお話しました。

ところが、こうした対策を行っても、来院直後は痛みを感じることはないものの、しばらくすると再び痛みが出てきて、歯肉が赤くなってくるようでした。それでもがんばって磨いていると、症状が少し落ち着いてくるということの繰り返しだそうです。また、プラークが残る原因として1｜の補綴物の影響も考えましたが、歯肉退縮しているため、現状では影響は少ないと思われます。

次に②についてですが、私はOさんのブラッシング圧は強すぎると考えています。過去の資料を見ると、メタルボンド装着から3年後の図2では、すでにマージンが露出していることがわかります。さらに、15年後の図1と比較すると、全体に歯肉退縮がみられます。

そこで2005年7月のメインテナンス時に、Oさんに診療室で磨いてもらうと、ややストロークが大きく、ゴシゴシと歯ブラシを歯と歯肉に押しつけるようにしていました。

私は2004年4月の来院時から、Oさんのストロークは大きいと感じていました。当ててほしい位置から歯ブラシが、すぐ移動してしまうのです。そのため、それを直そうとTBIを重ねるうち、ブラッシング圧が段々と強くなっていったようです。そのせいか、家で使用する歯ブラシは、約3週間で毛先が広がるそうでした。1｜1に使用しているインタースペースブラシも、歯肉溝をつつくように磨いていました。

私は、再度TBI時の術者磨きで理想的なブラッシング圧を覚えても

ブラッシング圧と歯肉退縮の関係

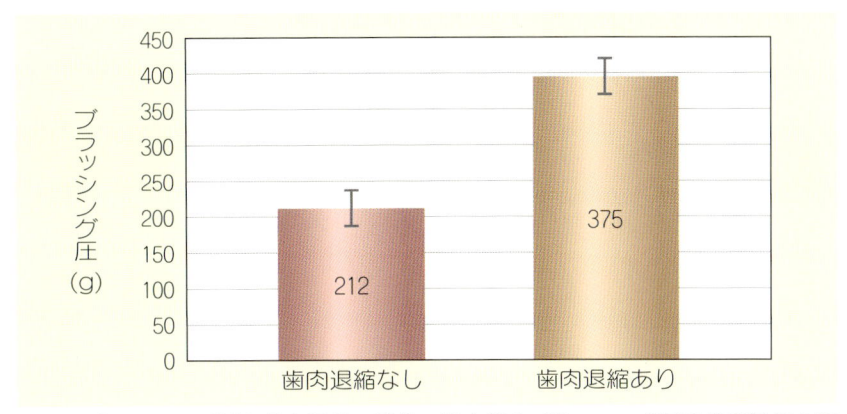

（グラフ：ブラッシング圧（g）、歯肉退縮なし：212、歯肉退縮あり：375）

図9 ブラッシング圧と歯肉退縮の関係。強すぎるブラッシング圧は歯肉退縮を招く原因となる（参考文献1より引用）。

らおうとしました。すると、徐々に診療室で磨くときの圧は改善されていきましたが、次の来院時にはいつの間にか、力強いブラッシングに戻ってしまっていました。

③の1｜の残石については、1｜と｜1の唇側はルートプレーニングできていると思われます。それ以外の残石についても、炎症の範囲に変化がないことから、残石のみが影響しているとは考えにくいと思います。

④のリウマチは、前述したように軽いものだそうです。服用薬はセラペプターゼ®（消炎抗生剤）、ジクロフェナクトリウム®（消炎鎮痛剤）、塩酸セトラキサート®（消化性潰瘍治療薬）で、歯科に関係する副作用は「2004年版薬の事典ピルブック」[4]には記載されておらず、あまり影響はないと思われます。

⑤については、図1と図2を比較すると、1｜が何らかの原因により移動しているようにみえますが、1｜1は前方運動時と側方運動時にはガイドしていないため、咬合による影響とはほとんど考えられないようです。ただ、歯列不正が生じたことで、

以前よりプラークコントロールは難しいものになったと思われます。

＊　＊　＊

このように炎症の原因を考察してみると、やはりプラークが1番の原因ではないかと思います。プラークがたまる理由として、「磨いたときに、痛みを感じることがある」という点が挙げられます。では、なぜ痛みを感じるのでしょうか？

それは②に書いたように、強すぎるブラッシング圧が関係していると思われます。ブラッシング圧が約200gであれば歯肉退縮は起こりにくく、圧が強すぎると、退縮を起こしやすいという文献もあります（図9）[1]。つまり、Oさんはつい強い力で磨いてしまい、その結果歯肉が退縮し、さらに痛くて磨けなくなってプラークがたまり、炎症がひどくなるのではないでしょうか？

1｜1の炎症が強いときや、来院直後はていねいに磨いているようですが、やや炎症が落ち着いたり、来院から時間が経つと、再びゴシゴシ磨いてしまうようです。その結果、歯肉が痛くなるのだと思います。

Part2 対応法に関する悩み

今後の課題

　TBIを行った時点では、Oさんは上手な歯ブラシの使い方を習得できたように思えました。しかし、次の来院時にはまた、自己流のブラッシングに戻ってしまうことを繰り返しています。これは私の指導力不足であり、大きな反省点です。もう一度Oさんと、1|1の炎症についてじっくりと時間をかけて話し合い、Oさんの理解を得るとともに、一緒に対応策について考えようと思います。

　経過を再度振り返ってみることで、自分の指導内容の不足点や改善点に気づき整理することができました。そして、TBIの難しさを痛感しました。これらを今後のOさんの指導に活かして、炎症の消失を目標に取り組んでいきたいと思います。

患者さんを引き継いで／中別府洋子

本欄は、月刊『歯科衛生士』掲載以降に新たに執筆した内容です。

　金森から担当を引き継ぎ約2年になりますが、現在までOさんは、3ヵ月ごとのメインテナンスと1ヵ月ごとの洗浄（歯周ポケットの深い部位があるため）にもきちんと来院されています。注目している前歯部は、プロービング値は3mm以下ですが、BOPは（＋）と（－）のときがあり、歯肉の炎症も以前より軽減しているものの、消失はしていない状態です（図10）。

　しかし、私は悪化している場合以外は指導していません。その理由は、Oさん自身が歯肉の状態について十分理解しており、日常のプラークコントロールもご自身でくふうし考えながら取り組んでいらっしゃるからです。実際、ときどき擦過傷がみられるものの、プラークの付着はほとんどありません。

　こうしたことから、今後も炎症の軽減・消失をOさんとの共通目標とし、Oさんがネガティブにならないようにサポートしながら経過観察していこうと思います。

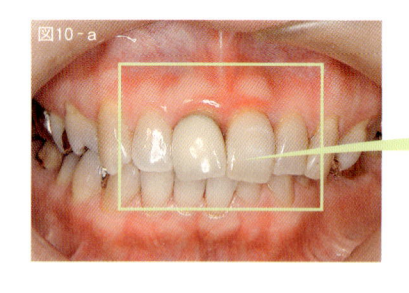

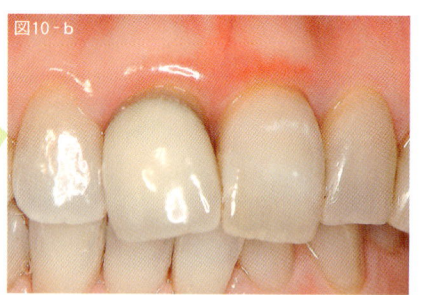

図10-a、b　メインテナンス5年め（2009年7月）。このとき、1|1のプロービング値は2mm、BOP（－）。

プロービング値3mm以下なのに炎症が治らないのはなぜ？

症例2：初診時データ

患　者：Hさん、50歳・女性
初診日：1999年1月
職　業：保育園での食事担当
主　訴：上の差し歯が取れそう
口腔内所見：全体的に歯肉に炎症あり。プロービング値は大きく、出血・排膿も顕著。不適合な補綴物、充填物が多くみられる（中等度～重度歯周炎と診断）
エックス線写真所見：全体的な水平性骨吸収
既往歴：なし
喫　煙：なし

初診時の口腔内

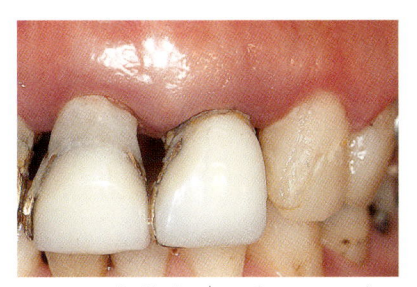

図11-a　初診時の|1 2（1999年1月）。歯肉には炎症があり、不適合な補綴物や充填物がみられる。

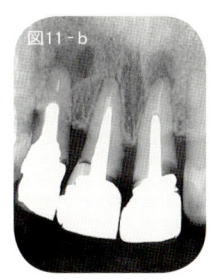

図11-b, c　初診時の前歯部のエックス線写真（1999年1月）。水平性骨吸収がみられる。

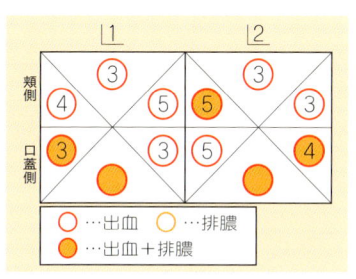

図11-d　初診時の|1 2のプロービングチャート（1999年1月）。

○…出血　○…排膿　●…出血＋排膿

私の悩み～プロービング値3mm以下なのに炎症が治らない～／木幡紀子

　私は歯科衛生士学校を卒業後、現在の歯科医院へ勤務し、8年めを迎えました。担当患者さんも増える中で、今回は、なかなかBOPの減少がみられない患者さんについて考えてみたいと思います。

　Hさんは、1999年1月に「上の差し歯が取れそう」ということを主訴に来院された当時50歳の女性です（図11）。口腔内は、全体的に歯肉の炎症が顕著で、う蝕と歯周炎についても問題がみられました。全身的な既往歴、現病歴は特にありませんでした。当時Hさんは、保育園で食事担当の仕事をしており、忙しく、職業柄、間食することが多かったようです。

　治療を進めるにあたって、まず全体にTBI、スケーリング・ルートプレーニング（SRP）を行い、その後補綴治療を経て、2001年8月に3ヵ月ごとのメインテナンスへ移行しました。メインテナンス中のプロービング結果を見ると、プロービング値が4mm以上の部位がところどころあります。そのうえ、全体のBOP数も16％以下にはならず、なかなか安定しません。現状が続くと、将来問題が起こる可能性が高いと思われます。

　その中で、今回は特に歯肉の炎症に変化がみられた|1 2に注目したいと思います。|1 2は、メインテナンス移行時の状態を見ると、ブラッシング圧は強いと思われ、また、歯肉辺縁には炎症がみられました（次ページ図12-a）。プロービング値は3mm以下でしたが、BOP（＋）でした（次ページ図12-b）。その後の経過をみると、2005年9月のメインテンナンス時は、プロービング値は4mm以上となり、その後も改善は認められません。

Part 2 対応法に関する悩み

メインテナンス移行時の口腔内

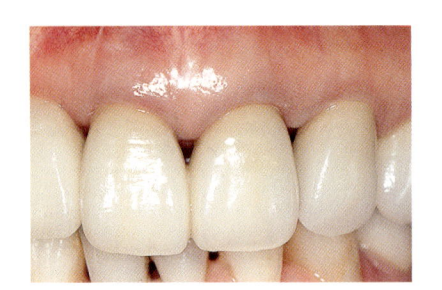

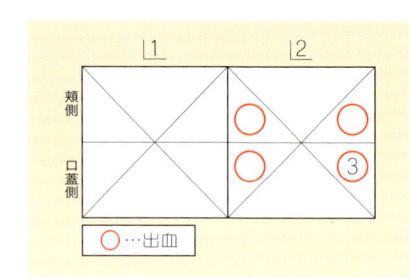

図12-a | 図12-b

図12-a メインテナンス移行時の|1 2(2001年8月)。歯肉辺縁に炎症がみられる。
図12-b メインテナンス移行時の|1 2のプロービングチャート(2001年8月)。|2はプロービング値3mm以下で、BOP(+)である。

メインテナンス開始より3年経過

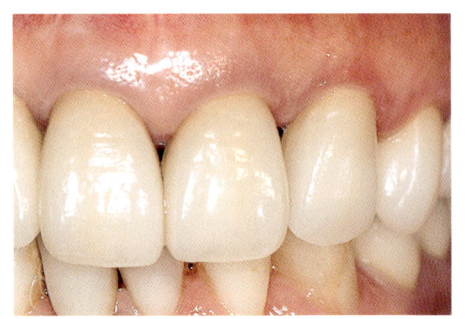

図13-a メインテナンス開始より3年経過後の|1 2(2004年8月)。まだ歯肉辺縁に炎症がみられる。
図13-b 同時期のエックス線写真(2004年8月)。歯槽硬線がみられるため、骨は安定していると判断。 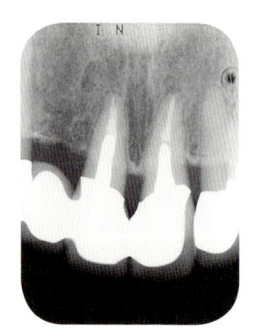

メインテナンス5年め

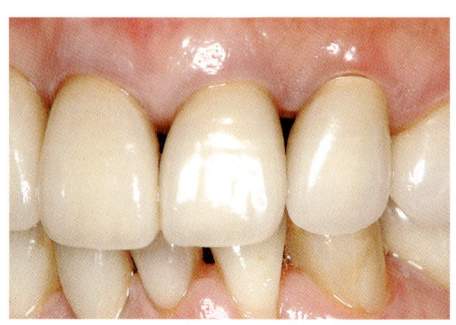

図14 メインテナンス5年めの|1 2(2006年1月)。炎症は軽減したが、BOP(+)の状態が続いている。

悩みに対して私がしたこと・考えたこと

　Hさんは、メインテナンスへ移行してから、回数を重ねるごとに、全体のBOP率は16%よりも多い状態が続いています。メインテナンス中、Hさんと話し合い、炎症の原因を考えてきましたが、|1 2に関してもBOP(+)の状態が続いています。そこで、何が影響しているのか原因をいくつか考えてみたところ、
①プラークコントロール
②SRP
③マージンの位置
④咬合
が挙げられました。まず、①のプラークコントロールについては、メインテナンス中の口腔内をみるとプラークの付着量は少なく、染め出しをしてみるとO'Learyのプラークコントロールレコード(PCR)は13.8%で、|1 2にプラークの付着はみられませんでした。その結果から、プラークコントロールには問題ないだろうと判断していましたが、歯肉の状態をみると、|1 2の歯肉辺縁には炎症が認められました(図13-a)。そこで、エックス線写真を確認したところ歯槽硬線がみられたため、骨は安定していると判断し、継続してメインテナンスで経過をみていくことになりました(図13-b)。

　次に②のSRPについては、WHOのプローブを使って根面の状態を探り、平滑感が得られるまでSRPを行いました。しかし私自身、本当に根面が平滑な状態になっているのか不安がありました。

　③のマージンの位置については、最終補綴物のマージンが歯肉縁下にあることに目を向けました(図13-b)。マージン部の適合状態は、現在のところ問題ないと思いますが、初診時のエックス線写真からもわかる

84

プロービング値3mm以下なのに炎症が治らないのはなぜ？

BOP（＋）と付着の喪失の関係

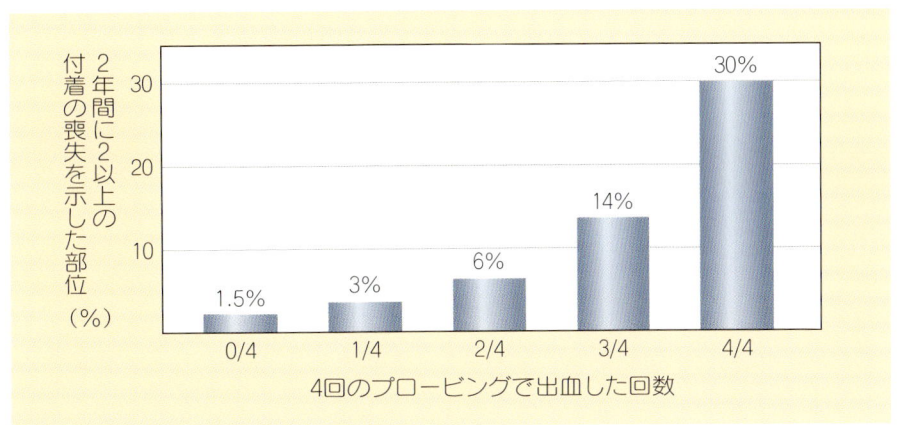

図15　BOP（＋）の頻度と付着の喪失の関係（参考文献2より引用）。

ように、二次う蝕が歯肉縁下深くまで進行していました（83ページ図11-b、c）。そのため、この状況で再治療を行うということは、補綴物のマージンの設定も深くなってしまいます。

最後に④の咬合についてですが、全顎的な治療を終えた後も、細かく咬合を確認しており、このことが炎症の直接の原因だとは考えにくいと思っています。

　　　＊　＊　＊

以上4つの原因において、私が特に影響していると考えたのは、②のSRPと③のマージンの位置でした。

まず②のSRPについては、本当に根面が平滑な状態になっているのか不安がありました。そこで、実際に平滑と粗造の状態を区別をするため、先輩歯科衛生士が行ったSRP後の根面を触知させてもらったり、抜去歯を利用して練習し、根面の状態を確認したこともありました。

しかし、それでもメインテナンス時に根面の平滑さを得られず、私はある疑問を感じるようになりました。それは、これまで「粗造感＝残石」と結びつけてばかりいましたが、数回にわたるSRPによってオーバーインスツルメントになってしまい、根面を傷つけているのではないかということです。もし、オーバーインスツルメントが原因であれば、故意でなくても、炎症の起こりやすい環境を作っていることになります。このように考えると、根面にキュレットを当てる際、側方圧が適切であったかという疑問も残ります。

次に③のマージンの位置については、マージン部が歯肉縁下にあることで、本来の接合上皮付着と結合組織付着の関係が崩れ、手入れがしにくい状態になっているため、炎症が起こっていると考えました。

これまでに、先輩歯科衛生士に相談しアドバイスをもらいましたが、現在のHさんの状態は視診での炎症は少し軽減したものの、まだBOP（＋）の改善はみられません（図14）。

ここで、このHさんの症例に関連していると考えられる文献がありましたので、紹介したいと思います。図15は、「BOP（＋）の頻度と付着の喪失の関係」を表しています。図を見ると、2年間で4回プロービングを行い、毎回出血したところは、1回も出血しなかったところの20倍も悪くなりやすいようです[2]。この文献を参考にすると、Hさんもメインテナンスのたびに、出血がみられますので、さらに進行してしまう危険性が考えられます。

Part2 対応法に関する悩み

今後の課題

　Hさんは、現在もBOP（+）が続く状態であるため、院長からのアドバイスで、視点を変えてみるために、今年から先輩歯科衛生士に担当してもらうことになりました。このことは、私自身ショックで、自分の知識不足や技術の至らなさを痛感しました。しかし、私との違いは何なのかを、より深く考えられるよい機会になったと捉えています。

　1 2に関しては、まだBOPと歯肉の炎症が消失していない状態ですが、今回のケースをとおして、自分の視野の狭さを感じました。今後は、1つのことだけに執着せず、広い範囲で考えられるように、いろいろなことに疑問を持ちながら取り組んでいこうと思います。

患者さんを引き継いで／野島由香

本欄は、月刊『歯科衛生士』掲載以降に新たに執筆した内容です。

　木幡から引き継いで、3年半が経過しましたが、この間も患者さんは、きちんとメインテナンスに応じてくださっています（図16、17）。木幡の悩みであった「BOPが減少しない」原因がどこにあるのか、私なりに考えながら患者さんと向き合った結果、補綴物のマージン位置が深いことを考慮して、歯肉縁上のみならず、歯周ポケット内にもタフトブラシの毛先を入れ込むプラークコントロールを行いました。ここ1年間はBOP率16%以下を維持しています。

　日々の臨床では、限られた時間の中で、なおかつ効果をあげる診療をしていかなければなりません。このケースを通じ、個々の歯科衛生士の歯肉を見る目を養い、スタッフ間の診療基準を一致させることの大切さを考えさせられました。

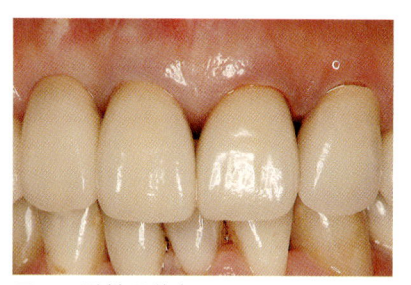

図16 引継ぎ後（2006年7月）。この頃から、タフト形態のブラシの毛先を歯肉縁下に入れたプラークコントロールを開始した。

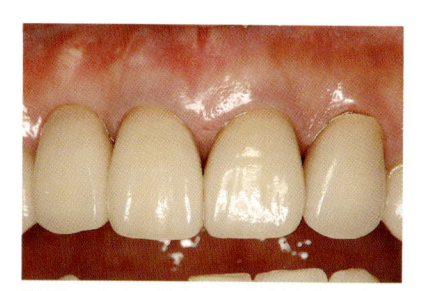

図17 メインテナンス8年め（2009年2月）。擦過傷ができているが、辺縁歯肉の炎症は改善しており、BOPも認められない。歯間部歯肉がクリーピングしてきている。

参考文献

1．山本浩正．歯科衛生士のためのDr. Hiroの超明解ペリオドントロジー．東京：クインテッセンス出版，2004：13．

2．山本浩正．ペリオのクオリティを上げるレッツ・エンジョイペリオ！．the Quintessence　2005；24(6)：135．

3．江澤庸博．一からわかるクリニカルペリオドントロジー．東京：医歯薬出版，2001．

4．橘　敏也．2004年版薬の事典ピルブック．東京：ソシム，2004．

Part 2　対応法に関する悩み

CASE 9

私の悩みを聞いてください！

重度歯周炎の患者さんへの電動歯ブラシの使用は有効？

津野あや／月星歯科クリニック
（現：津野歯科医院）

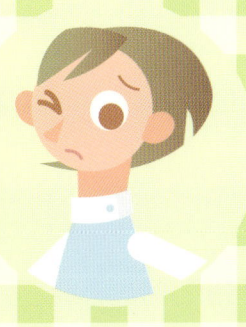

　近年、歯ブラシの選択肢が多様化する中、私は電動歯ブラシを選ぶ患者さんが増えてきたことにとまどいを感じています。歯科衛生士になって今年で5年めで、まだ歯周治療に十分な自信のない私ですが、電動歯ブラシを愛用する重度歯周炎の患者さんを担当することになり、複雑な口腔内に対して、どのように電動歯ブラシを使いこなすか、自分なりに考えてみました。

Part 2 対応法に関する悩み

初診時データ

患　者：Kさん、53歳・男性
初診日：2004年3月
職　業：工場勤務
主　訴：5 4| のインレー脱離
口腔内所見：歯肉退縮が認められる、プラークコントロールは安定
エックス線写真所見：重度の骨吸収、歯肉縁上・縁下に歯石がみられる。急速進行性歯周炎と診断
既往歴：尿酸値高め（投薬あり）、鼻炎
喫　煙：過去10年間喫煙歴あり（30本／日）、7年前から禁煙、現在喫煙なし
食生活習慣：ときどき間食あり、毎晩飲酒
ブラッシング習慣：1日2回（約3分ずつ）
その他：口呼吸

初診時の口腔内

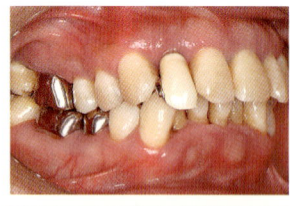

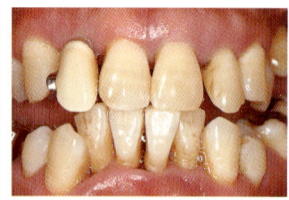

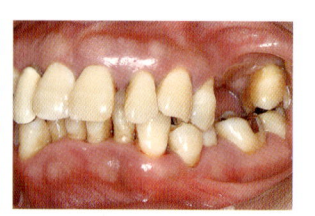

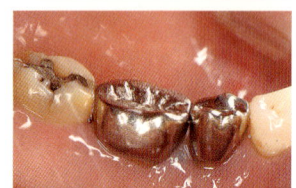

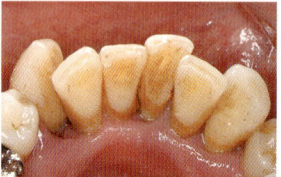

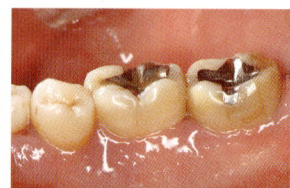

図1　初診時の口腔内写真（2004年3月）。ブラッシング指導を受けた経験は今までにないが、よく磨かれている。オーバーブラッシングによる歯肉退縮がみられる。

私の悩み～重度歯周炎患者における電動歯ブラシの効果について～

1 初診時

患者さん（Kさん）は 5 4| のインレー脱離にて来院された53歳の男性です（図1～3）。歯科医師により、保存・修復困難（ホープレス）と診断されましたが、患者さんの強い希望から、再装着しました。その後、重度歯周炎（急速進行性歯周炎）と診断され、他にもいくつかホープレスという診断の歯がありましたが、患者さんの希望によりできる限り保存していく方針で、歯周基本治療を開始しました。まず、診査（問診を含む）後、現在の口腔内状態をくわしく説明し、ホームケアの徹底を強く伝えました。

2 TBI 開始

続いて TBI を開始しましたが、普段使用している歯ブラシを持参していただいたところ、Kさんが取り出したのは、Oral-B®（BRAUN）の丸型回転式電動歯ブラシでした。

私から電動歯ブラシをすすめた患者さんは、この時点で1人もいませんでした。今まで患者さんが持って来られた電動歯ブラシで指導を行うことはありましたが、Kさんのように動揺もあり複雑な口腔内で指導をするのは初めてでした。私の頭の中には、「この口腔内では、電動歯ブラシによるしっかりとしたプラークコントロールは無理ではないか？」という思いが広

重度歯周炎の患者さんへの電動歯ブラシの使用は有効？

初診時のエックス線写真＆プロービングチャート

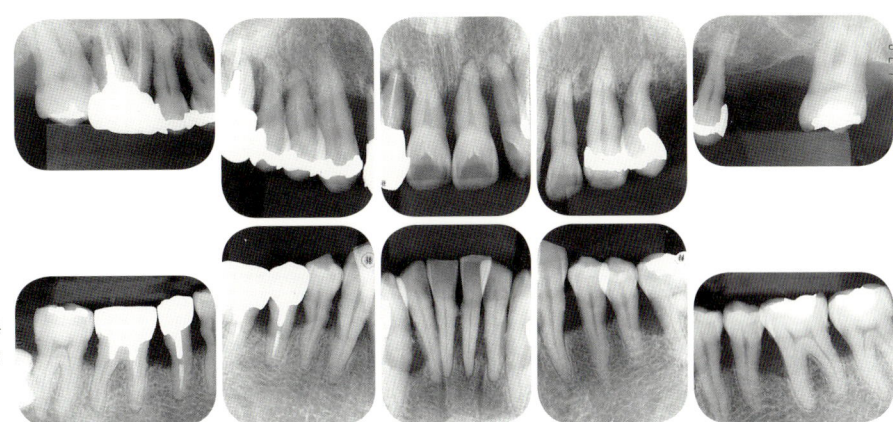

図2 初診時のエックス線写真（2004年3月）。全顎的に骨吸収が進んでおり、重度歯周炎（急速進行性歯周炎）と診断された。

図3 初診時のプロービングチャート（2004年3月）。全顎的に深いポケットがあり、歯肉縁下歯石も多量に付着していた。出血は全体的に著しく認められる。

　がっていました。ところが、Kさんにいつもどおり電動歯ブラシを動かしてもらうと、手慣れたように歯面に沿ってゆっくり動かし、歯頸部もご本人なりに考えて1歯ずつていねいに磨いていました。

　これを見て、私の中にあった「重度歯周炎の複雑な口腔内では、プラークコントロールが困難だろう」という先入観は、打ち砕かれました。同時にKさんのブラッシングテクニックのうまさと、Kさん自身が口腔内の形態を把握していたことに驚きました。しかし、電動歯ブラシだけでは隣接面のプラークが取りきれていなかったため、それを指摘し、Sサイズの歯間ブラシを全顎にとおすようにアドバイスしました。

　次の来院時に再度TBIを行いましたが、患者さんのコンプライアンスも高く、プラークコントロールも徹底されていたため、その次からは6ブロックに分けて麻酔下でスケーリング・ルートプレーニング（SRP）を行うことにしました。

3 再評価時に直面した悩み

　SRP来院時、私は自分のことで精一杯になってしまい、毎回自分で口腔内をサーッと見てプラークコントロール状態を確認し、安心するだけでした。ブラッシング法などは確認することなく、患者さんに任せっきりになっていました。

　患者さんの都合により思うようにアポイントがとれず、再評価を行ったのは初診より1年後でした（次ページ図4、5）。その際、患者さんにセルフケアについて再度聞いてみると、「音波歯ブラシに変えて使用している」とのことでした。音波歯ブラシと聞いて私はドキッとしま

Part 2　対応法に関する悩み

再評価時の口腔内＆プロービングチャート

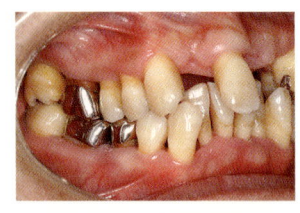

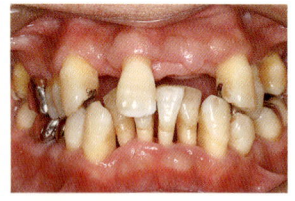

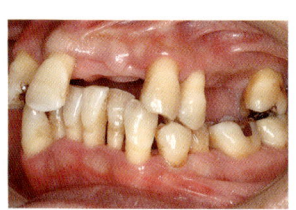

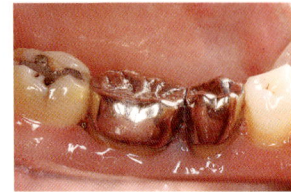

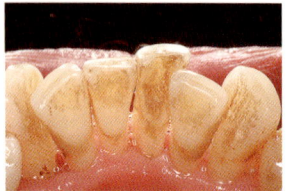

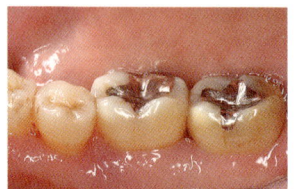

図4　再評価時の口腔内写真（2005年4月）。プラークコントロールは良好。部分的に歯肉縁下歯石の取り残しがあり、若干歯肉に炎症がみられるが、その後再SRPにて取り除いている。

図5　再評価時のプロービングチャート（2005年4月）。改善がみられたものの、歯肉縁下歯石の取り残しや骨吸収の著しいところに歯周ポケットの残存がみられる。

した。根拠はありませんが、私には、音波歯ブラシの細かすぎるようにみえる振動と、それにもかかわらず歯ブラシを歯面に当てるだけでストロークしないブラッシング法がいま1つ納得できなかったのです。そして、自分が信じていないものは患者さんにはすすめられないという、私の信念が頭をもたげました。

そこで、患者さんに私の考えを説明し、1ヵ月後のメインテナンス日までに音波歯ブラシについて調べる約束をしました。

悩みに対して私がしたこと・考えたこと

1　電動歯ブラシの比較

まずは、音波歯ブラシと合わせて、他の電動歯ブラシについてもその特徴を調べました。

（1）電動歯ブラシ

今から約45年前から販売されており[1]、小さなモーターで動くものです。初期のものは、角型ヘッドで前後運動するものが主流だったようです。最近では、Kさんが最初に持って来られた回転運動式の丸型ヘッドタイプがよくみられます。

（2）音波歯ブラシ

ソニッケアー（PHILIPS）をはじめとする音波歯ブラシは、毎分3万回以上という音波領域の高速の振動により、唾液などの水分が激しく動か

90

重度歯周炎の患者さんへの電動歯ブラシの使用は有効？

されて微小の泡が生み出されます。そして、泡がつぶれる力で細菌の線毛を破壊し（キャビテーション効果）、毛先より数mm先のプラークを除去するそうです。

中には、このキャビテーション効果が歯周ポケット底深くに潜む細菌に対しても効果的という文献もありましたが[3]、いまだエビデンスを考えるうえで必要な要件が満たされないため、歯周ポケット内にまで効果が得られるかはわかりません。

音波歯ブラシによるつっこみ磨き

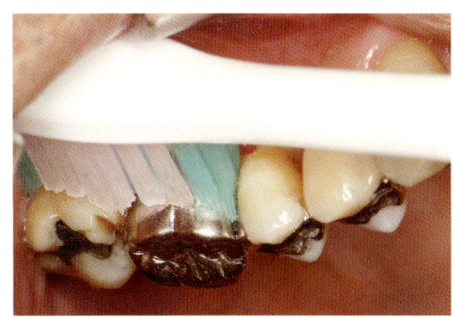

図6　音波歯ブラシでは、隣接面への毛先の出し入れを、1ヵ所あたり10〜15回ぐらい繰り返し行う。

（3）超音波歯ブラシ

超音波歯ブラシも、音波歯ブラシと同様に、唾液を介して超音波が伝達し、歯面のバイオフィルムを分解、飛散させます。違いは、音波歯ブラシはキャビテーション効果で洗浄するのに対し、超音波歯ブラシは水の粒子そのものを大きく変位させ、加速度エネルギーを与え、その力で洗浄作用を発揮させる点です。

また、もう1つ電動歯ブラシや音波歯ブラシと大きく異なる点として挙げられるのが、手用歯ブラシのように毛先を歯面に当てて動かし、プラークを機械的に除去するという点です。なお、ストローク法については研究中で、あるメーカーは主に毛先を歯に直角に当て、小刻みに前後に動かすスクラッビング法をすすめていました。

❷手用歯ブラシと電動歯ブラシの比較

次に、手用歯ブラシと電動歯ブラシで比較しました。いくつかの研究においては、電動歯ブラシの有効性が訴えられていますが、一方で手用歯ブラシと比べて清掃効果にほとんど差がないとされるものもあり、意見はわかれているようです。2002年に発表された、システマティックレビューでは[5]、両者の間には大きな差は認められず、"電動歯ブラシの方が優れているという信頼できるエビデンスは得られなかった"と、結論づけられています[1]。

しかし、私が見る限りほとんどの患者さんは、手用歯ブラシより電動歯ブラシの方が効果的と思い込んでいる部分があるように感じます。

❸重度歯周炎の患者さんに対する音波歯ブラシを使ったブラッシング法

上記のことを理解したうえで、音波歯ブラシによるKさんのような重度歯周炎の患者さんに合ったブラッシング法はないものかと探しました。そして、いくつかのブラッシング法の中から、私の納得のできるものを選びました。それは、私たちが普段手用歯ブラシで何人もの方にすすめている「つっこみ磨き」[6]です。

これは、岡山大学の先生が「つまようじ法」[7]という名称で教えており、主に手用歯ブラシで指導する際の方法ですが、岡山大学の文献には、音波歯ブラシでも効果的であることが記されていました[8]。もし、Kさんを手用歯ブラシで指導することになれば、私は迷わず「つっこみ磨き」をすすめると思います。そこで、音波歯ブラシでも「つっこみ磨き」の指導を行うことにしました。

手用歯ブラシと違うところは、隣接面に毛先を入れ込んだとき、音波の振動が歯という硬組織で半減してしまうため、隣接面への毛先の出し入れを、1ヵ所あたり10〜15回ぐらい繰り返し行うことです（図6）。

当初私は、複雑な重度歯周炎の口腔内で、この操作は困難ではないかと思いましたが、実際は、歯肉退縮により、容易に挿入できました。Kさんに出し入れの理由を説明すると納得し、考えながら実践してくださいました。Kさん自身も、手用歯ブラシでつっこみながら横動かしをするより、音波歯ブラシでつっこむ方が感覚がつかみやすいとおっしゃっていました。

その結果、メインテナンスでの口腔内は、初診時に比べるとセルフケアの徹底ですっきりしており、ご本人も、朝起きたときのネバネバ感がなくなったとおっしゃられ、音波歯ブラシの効果を実感されています。

Part 2 対応法に関する悩み

再評価より3ヵ月後のエックス線写真

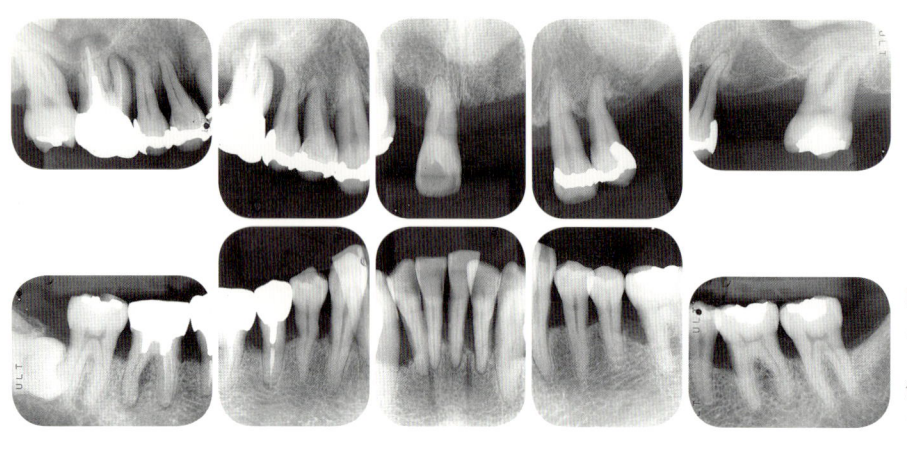

図7 再評価より3ヵ月後のエックス線写真（2005年7月）。SRP後日が浅く、歯槽硬線はまだ確認できない。保存不可能と診断されている歯もあるが、Kさんの希望で保存されている。

今後の課題

　本症例では、音波歯ブラシでメインテナンスできる状態にまで進むことができました（図7）。しかし、まだ私の中で、音波歯ブラシと電動歯ブラシの選択基準が定まっていません。また、歯周病の程度によって、それぞれ電動歯ブラシの種類を変えた方がいいのでしょうか？　悩みはつきませんが、患者さんに応じて選択できるよう考えていきたいと思います。

その後の経過～今思うこと～

本欄は、月刊『歯科衛生士』掲載以降に新たに執筆した内容です。

　それまでは、自分の中で選択基準にも入らなかった電動歯ブラシでしたが、この症例をきっかけに興味を持ち、種類・使用法・作用機序など理解することができました。3年経った今も、自ら電動歯ブラシをおすすめすることはありませんが、患者さんから持参されたときや、質問があった場合は迷わずお答えできるようになりました。
　正しく使用すれば、電動歯ブラシも手用歯ブラシも使用効果に有意差はないので、歯周病の程度に応じて選択するというより、まずは私たちが、電動歯ブラシについて理解し、指導することが大切だと思います。

参考文献

1. 弘岡秀明, 加藤 典, 中原達郎. Dr.弘岡に訊く　歯科衛生士のための臨床的ペリオ講座. デンタルハイジーン　2005; 25(9): 898-901.
2. 鶴本明久, 島田達雄. 特集 簡単！実践！EBM. 歯科衛生士　2003; 27(12): 19-35.
3. Willams KB, et al（著）, 森山貴史, et al（訳）. CLINICAL RESEARCH 音波歯ブラシが歯肉縁下細菌叢に及ぼす効果 走査型電子顕微鏡を用いた被験者8名に対する臨床比較研究. the Quintessence　2002; 21(2): 429-437.
4. ライオン歯科材株式会社. DENT.EX systema ultrasonic システマ超音波歯ブラシ 関連文献集. 東京：ライオン, 2002.
5. Robinson PG, Deacon SA, Deery C, Heanue M, Walmsley AD, Worthington HV, Glenny AM, Shaw WC. Manual versus powered toothbrushing for oral health. Cochrane Database Syst Rev 2005; (2): CD002281.
6. 石原美樹, 小牧令二. セルフケアに結びつく歯周初期治療. 歯科衛生士　2005; 29(7): 38-44.
7. 渡邊達夫, 山本龍生, 坂本友紀. つまようじ法のすすめ. 日本歯科評論　2004; 64(1~4).
8. 渡邊達夫, 山本龍生. 特集 使っていますか？　音波歯ブラシ①歯周治療における音波効果. デンタルハイジーン　2004; 24(11): 1044-1047.

Part 2 対応法に関する悩み

CASE 10

私の悩みを聞いてください！

歯肉の状態がなかなかよくならないのはなぜ？
~食生活改善に向けたアプローチ~

日野仁美／柄歯科医院

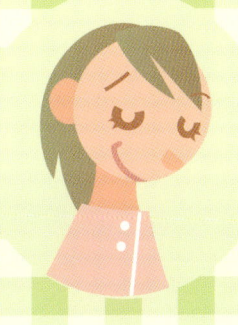

　私は今年5年めの歯科衛生士です。歯科衛生士学校を卒業してから広島県の柄歯科医院に勤務しています。長くみていく患者さんが少しずつ増える中で、メインテナンスを行うものの、歯肉がなかなか元気にならない患者さんがいます。私はプラークコントロールを向上させること以外にも何かできることがあるのではないかと考えました。
　そこで、今回は少し視点を変えて、患者さんの生活背景、食生活などに着目し、アドバイスをしていったケースを整理してみたいと思います。

Part 2　対応法に関する悩み

初診時データ

患　者：31歳、男性
初診日：2004年6月
職　業：コンビニエンスストアの店員（勤務時間：22〜9時）
主　訴：前歯のう蝕治療、口腔全体のチェック
口腔内所見：隣接面う蝕、歯石の沈着、全体的な歯肉の発赤、5̲|5̲ ̲|5̲ ̲5̲は矯正治療で以前に抜歯

エックス線写真所見：臼歯部には垂直性骨吸収がみられる、中等度歯周炎と診断
既往歴：なし
喫　煙：なし
食生活習慣：2〜3回／日、間食なし、飲酒もほとんどなし
ブラッシング習慣：1回／日（約5分）

私の悩み〜歯肉の改善に向けた食生活のサポートについて〜

1 初診時

患者さんは、前歯のう蝕治療と口腔全体を診てほしいという主訴で来院された当時31歳の男性です。口腔内に隣接面う蝕と、歯石の沈着、全体的に歯肉の発赤がみられました（図1）。

そこで歯周病について説明し、歯石除去の必要性を話したところ、「ぜひ、この機会に治療してください」といわれ、う蝕の治療と並行して歯周治療も行っていくことになりました。

2 歯周基本治療

まず、状態を把握するためにエックス線写真を撮影し、プロービング値の測定を行ったところ、特に臼歯部で4〜5mmの歯周ポケット（以下、ポケット）がみられました。また、|7̲の近心頬側には6mmのポケットが存在し、全体的に出血（BOP）がありました（図2、3）。こうしたことから中等度の歯周炎と診断されました。

これを受け、まずTBIを行いました。患者さんはこれまで、5分程度のブラッシングを1日1回しか行っていなかったため、せめて朝晩には必ず磨いていただくよう指導しました。もともと治療に積極的だったこともあり、受け入れてくださいました。その後、SRPを全顎にわたって行いました。

3 再評価

SRP後の検査結果では、大部分のポケットに改善がみられました。初診時に53％あったBOP率も28％まで低下し、ドロっとした出血からサラっとした出血に変化しました。しかし、全体的に歯肉の様相には変化がなく、発赤がまだみられ、なんとなく元気のない状態でした（96ページ図4、5）。また、臼歯部にはポケットが残り、歯肉縁下歯石の取り残しが確認できました。さらに、磨き残しもあったため、プラークコントロールの徹底と再SRPを行うことになりました。

患者さんは以前は1日1回のブラッシングで済ませていましたが、これまで行ってきた指導により、1日2回になり、その成果からか出血量は減少しました。しかし、まだ臼歯部や歯間部へのアプローチができていませんでした。そこで歯周治療は、歯科医院での治療だけではなく、患者さん自身のセルフケアが大切で、お互いに努力していかないと意味がないことをあらためてお話しました。また、歯間ブラシを必ず使用していただくようにしました。

すると、回数を重ねていくたびにプラークコントロールは良

歯肉の状態がなかなかよくならないのはなぜ？〜食生活改善に向けたアプローチ〜

初診時の口腔内

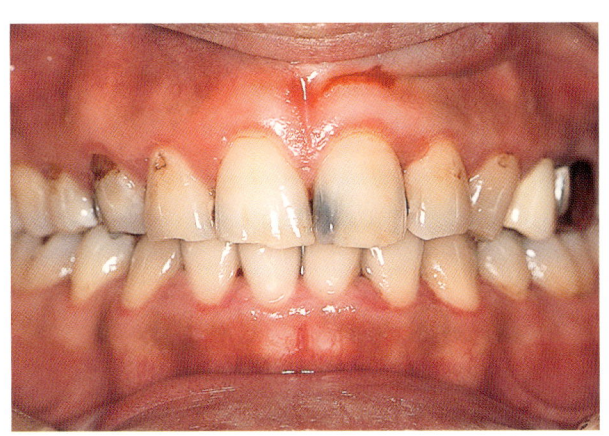

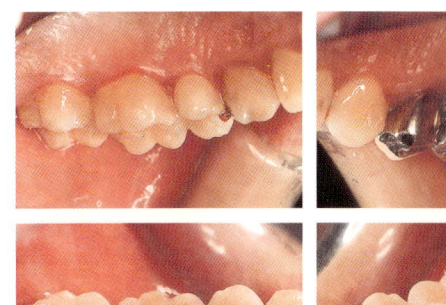

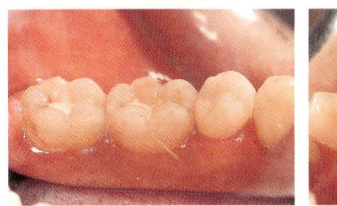

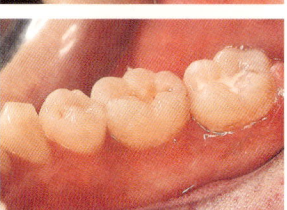

図1　初診時の口腔内写真（2004年6月）。隣接面う蝕と、歯石の沈着、全体的に歯肉の発赤がみられる。

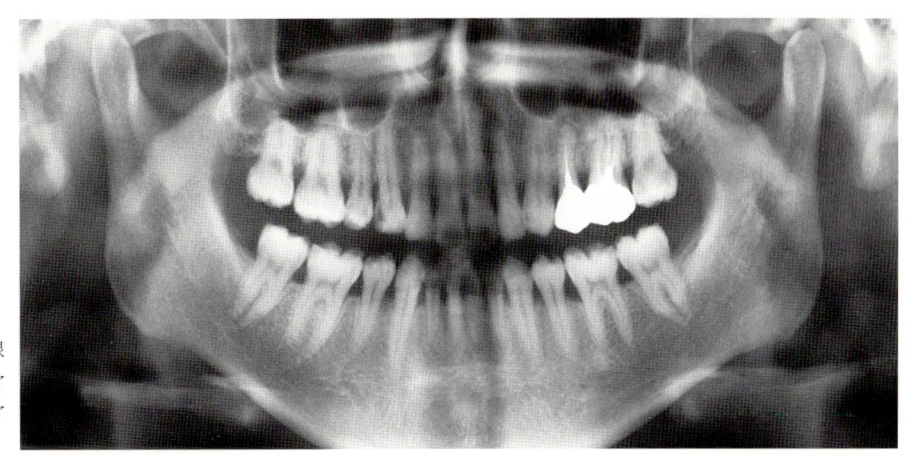

図2　初診時のパノラマエックス線写真（2004年6月）。中等度の水平性骨吸収と下顎左側臼歯部では垂直性骨吸収がみられる。

図3　初診時のプロービングチャート（2004年6月）。臼歯部に4〜5mmのポケットがみられ、7の近心頬側には、6mmのポケットが存在している。全体的に出血（BOP）もみられる。

○…出血（53%）

くなってきましたが、やはり歯肉は弱々しく、前歯と大臼歯で毎回出血していました。「もっと歯肉が引き締まってきてもいいんじゃないかな？　なぜだろう……？」と、次第に私は行きづまっていきました。

Part 2　対応法に関する悩み

再評価時の口腔内

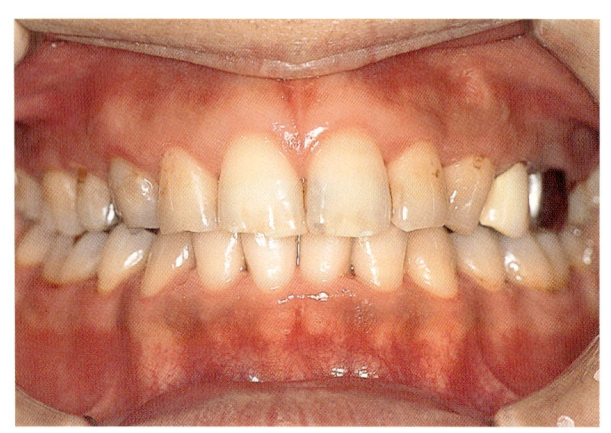

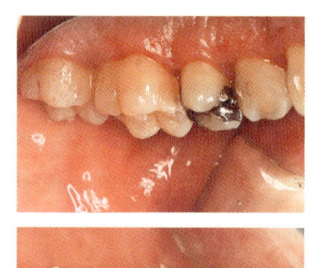

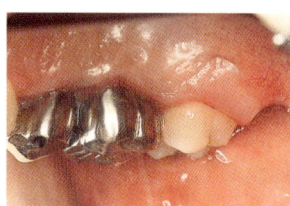

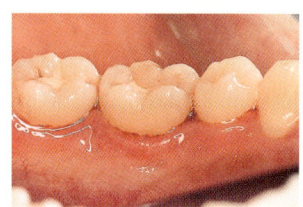

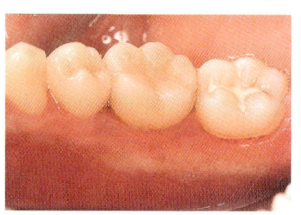

図4　再評価時の口腔内写真（2004年11月）。歯肉にはまだ発赤がみられ、全体的になんとなく元気のない状態。

図5　再評価時のプロービングチャート（2004年11月）。BOP率は28％まで低下し、ドロっとした出血からサラっとした出血に変化した。

○…出血（28％）

悩みに対して私がしたこと・考えたこと

歯肉に元気がないのは、やはりプラークコントロールがまだ十分ではないからなのでしょうか。BOPは以前に比べかなり低くなり、ポケットもだいぶ減りました。ですから、歯肉の状態ももっと引き締まってもいいように思います。私は何かできることはないかと思い、患者さんの初診時の状態や問診内容を再度見直してみることにしました。

1 食生活の改善に向けて

患者さんは一人暮らしをしており、勤務時間帯は夜です。朝と晩が一般の人と逆転しているのです。仕事中は、休憩・食事の時間は決まっておらず、食事を短時間で済ませているようでした。そのため、間食はしていないものの、あまり自炊せずお弁当や外食が多く、野菜もほとんど食べることがありませんでした。けっしてバランスの取れた食事

とはいえないようです。ビタミンやミネラルが不足しているからか、口内炎もできやすいようでした。

私は、歯肉が弱々しい原因の1つはこうした食生活にあるのではないかと考え、まずは野菜を食べていただきたいと思いました。食生活が直接歯肉の状態や口内炎に関係しているのかはわかりませんが、患者さんの全身の健康を考えれば、野菜を積極的に採っていただくことはけっしてマイナスではありません。

歯肉の状態がなかなかよくならないのはなぜ？〜食生活改善に向けたアプローチ〜

治療終了時の口腔内

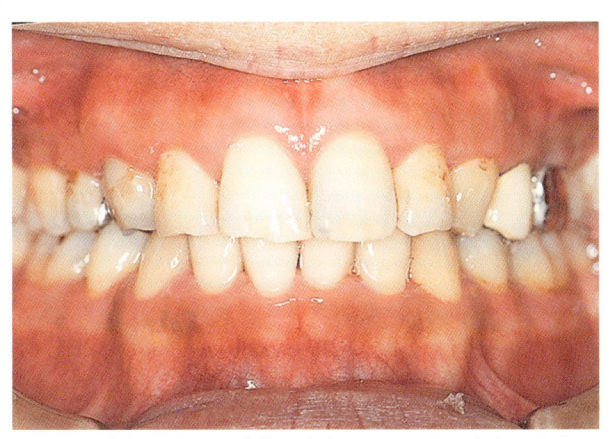

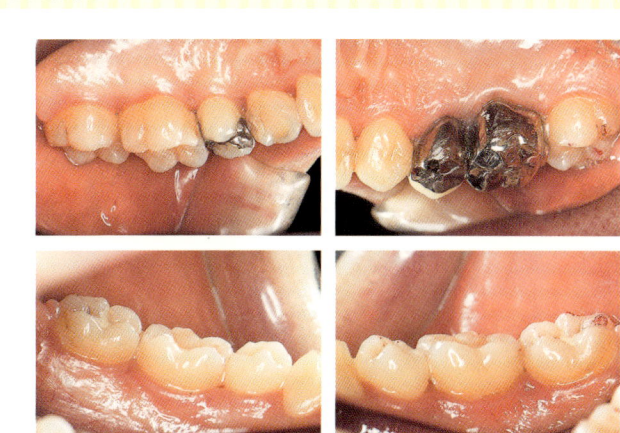

図6 治療終了時の口腔内写真（2005年2月）。歯肉の発赤はまだみられるが、以前に比べ減ってきた。

図7 治療終了時のプロービングチャート（2005年2月）。6に4〜5mmのポケットが残るものの、BOP率は17％に下がっている。

　そこでまずは、どうやったら野菜を普段食べられるか、患者さんと話し合いました。とはいえ、恥ずかしいのですが、私自身もバランスのよい食事をしているかといわれると自信がありません。そのため、患者さんにもうまく伝えることができませんでした。そのせいか、患者さんからの返事は、「あんまり自分でご飯を作らないからどうだろう……。意識はしてみるけど、一応がんばってみます」と、消極的なものでした。
　ところが、次の来院時患者さんは、「野菜はやっぱり難しかったけど、青汁を試してみたんだ！どうですか？？」と、少しワクワクされたようすでお話してくださいました。口腔内を見せていただくと、なんと歯肉の状態がよくなっていました。青汁がよかったのか全身の健康に目を向けたことがよかったのか、患者さんのやる気も増したようで、プラークコントロールが良くなっていました。思いのほか、患者さんのモチベーションを上げることができ、私自身もやる気が増してきました。
　その後、再SRPを行い検査をしたところ、6に4〜5mmのポケットが残りましたが、BOP率は17％となりました（図6、7）。プラークコントロールも安定してきたため、メインテナンスに移行しました。

2 モチベーション継続のために

　メインテナンスは、患者さんと今までの検査結果・口腔内写真を見ながら改善点・注意点を再確認し、まずは月1回行っていくこととしました。患者さんは休むことなくメインテナンスに応じてくださり、しばらくは特に問題のない状態でした。しかしBOP率が10％を切ることはなく、まだ歯肉の弱々しさもありました。しかも、セルフケアは徐々に甘くなってきていました。また、口内

Part 2　対応法に関する悩み

初診から約1年半後の口腔内

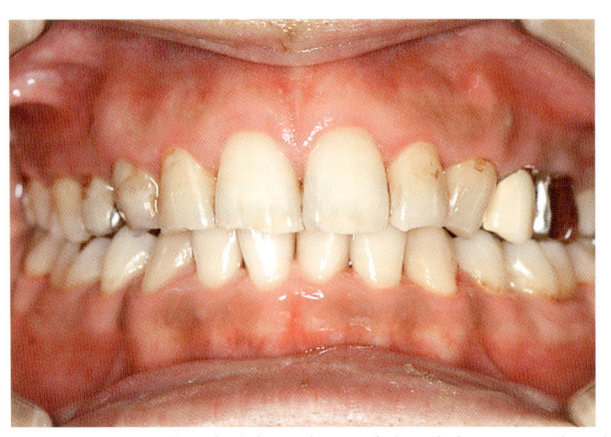

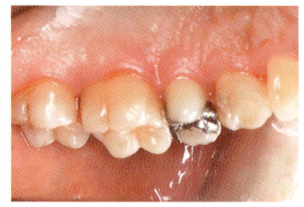

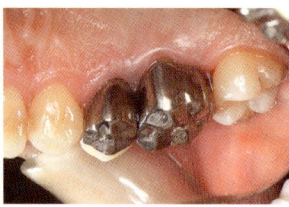

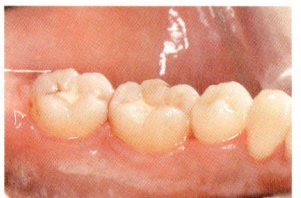

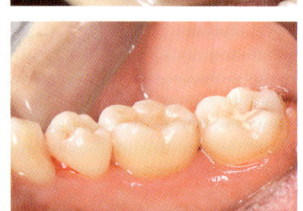

図8　初診から約1年半経過時の口腔内写真（2006年1月）。歯肉の状態はこれまででもっとも引き締まっている。

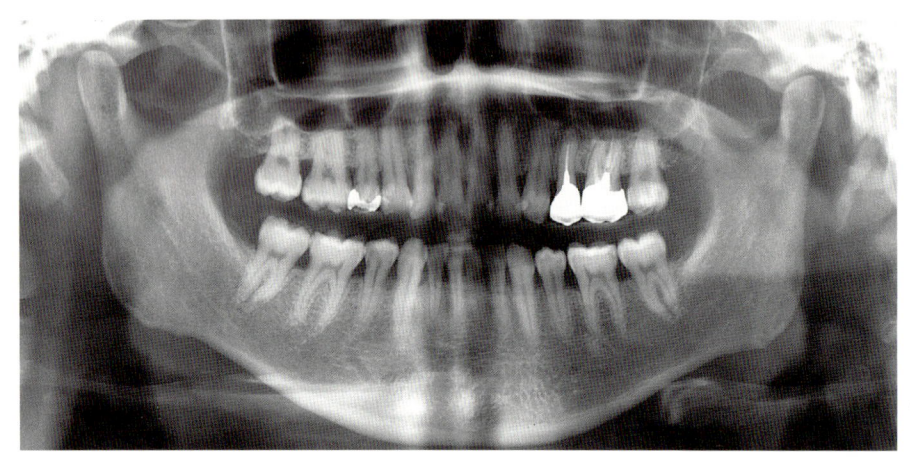

図9　初診から約1年半経過時のパノラマエックス線写真（2006年1月）。歯槽硬線の緻密化と、骨頂も鮮明にみられるようになった。

炎もたくさんできてしまい、なかなかブラッシングが思うようにできないようでした。食生活においても、しばらく続けていた青汁を徐々に飲まなくなり、最初の頃の食生活に戻っていました。

このような状態だったため、患者さんとどうしたらいいかを話し合うことにしました。その結果、患者さんはセルフケアと食生活を見直してくださると約束してくれました。そこで、来院時にはプロフェッショナルケアとともに、私が食事のアドバイスをしていくこととなりました。

具体的には、最初は野菜を食べてほしいというよりも、体の中から健康になってほしいということを強調しましたが、話をしていると、患者さん自身もバランスのよい食事をしたいと思われていることが感じられました。そこで、実践しやすいように、やはり食事に野菜を取り入れることに絞りました。

患者さんは自炊をあまりされていなかったので、簡単な調理法をいつも会話の中に組み込み、その際は患者さんに興味を持っていただけるよう、旬の野菜を紹介していくようにしました。すると患者さんも関心を持つようになったのか、あるとき「試してみます！」と一言いってくださいました。そして、次のメインテナンス時には、「この前のやってみたよ！　ついでにやせようと思って仕事の行き帰りを歩くようにしたんだ。運動不足だから」と、うれしい知らせをしてくれました。

患者さんの中で何か変化が起きているようでした。野菜を食べるようになったことや運動不足を解消しようと、健康に向けて生活に変化が出始めたことをとてもうれしく思いま

歯肉の状態がなかなかよくならないのはなぜ？〜食生活改善に向けたアプローチ〜

した。そして、その変化は口腔内にも現れてきました。初診からメインテナンスの約1年半をとおして一番といっていいほど歯肉が引き締まっていたのです（図8、9）。弱々しい歯肉から元気な歯肉に変化してきていました。

「健康になりたい」という思いが食生活の変化だけでなく、プラークコントロールの向上につながり、歯肉にもそれが現れてきたのではないかと考えています。これからも、後戻りすることのないようサポートを続けていきたいと思います。

今後の課題

今回の症例をとおして、歯石を取ってポケットをなくしていくことだけではなく、セルフケアのサポート、生活習慣の把握、それに対してのアドバイス、モチベーションを保つこと、そして何よりも患者さんとのコミュニケーションの大切さを感じました。

野菜を食べるようになったことで歯肉が良くなったのかはわかりません。もっと早い段階で確実なTBIを行い、短期間のSRPで歯石を取りきっていれば、歯肉の変化も早く現れてきていたのかもしれません。

しかし、食生活のアドバイスをとおして患者さんの健康に対する考え・思いに変化が起こり、結果として治療に対するモチベーションを上げ、健康について考えるきっかけを作れたことはよかったと思います。

食生活をサポートしていくことも歯科衛生士として大切な役割であり、できる限り多くの患者さんのサポートをしていければと思います。

歯科衛生士としてまだまだ私ですが、技術の向上はもちろん、患者さんの気持ちや生活背景を理解し心の声を聴くことを忘れず、治療やメインテナンスを行えるようになりたいと思います。

その後の経過〜今思うこと〜

本欄は、月刊『歯科衛生士』掲載以降に新たに執筆した内容です。

その後2年半経過し、現在は口腔内の状態も安定したため、メインテナンス間隔を3ヵ月に設定しています。その後も患者さんの健康に対する意識を高めながら、セルフケアの確認を行っていますが、プラークコントロールは安定し、患者さん自身も現状を維持していこうと意識されています。

今考えれば、「あの時◎◎していれば……」と、思うことは多くありますが、だからこそ、患者さんから学んだことを忘れずに日々の診療に取り組むことができていると思います。この先、患者さんに生活環境の変化が訪れたり、何かが起こったときにも、メインテナンスをとおして口腔ケアだけでなく、そっとサポートできるように、これからもおつき合いをしていきたいと思います。

参考文献
1. 丸森英史，鈴木和子（編）．食事が変わる・歯肉が変わる─歯科臨床における食事指導─．東京：医歯薬出版，2004．

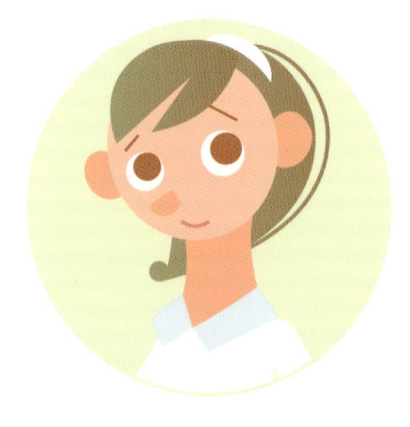

Part 2 対応法に関する悩み

CASE 11

私の悩みを聞いてください！

禁煙と引換えに甘味に走った患者さんにどう指導したらいいの？

大矢真由美／たろう歯科クリニック

【アドバイス】
実野典子／フリーランス

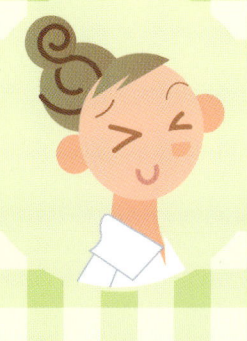

　私は12年めの歯科衛生士です。歯周病のリスクファクターは細菌因子、環境因子、生体因子であり、これらが複雑に絡み合って歯周病を発症させます。そのため、歯周治療にあたっては、患者さんにインタビューをして十分な情報を得て、何がその方にとってのリスクなのかを把握して進めていきます。

　環境因子の1つに喫煙がありますが、皆さんも歯周病と喫煙の関係について患者さんに説明されると思います。中には話を聞いてすぐ禁煙される方や、改善された口腔内をみて禁煙される方など、動機はさまざまですが、禁煙に成功された方を見るとうれしくなります。ただ、ここで喜んでばかりはいられません。習慣になっていたことがなくなると、それに代わるものに注意しなければならないからです。

　今回、私は禁煙に成功された方がタバコの代替品として"甘味"に走ってしまった症例をご紹介したいと思います。

Part 2 対応法に関する悩み

症例1：初診時データ

患　者：Nさん、46歳・男性
初診日：2005年4月
主　訴：下顎前歯の歯肉の腫れ
口腔内所見：主訴である$\overline{3\,2}$に歯周膿瘍形成、歯の着色が目立つ、プラーク付着は少ない

エックス線写真所見：全顎的な骨吸収あり、根分岐部病変あり、歯肉縁下歯石沈着、重度歯周炎と診断
既往歴：なし
喫　煙：1箱／日（初診日の翌日より禁煙）

初診時のパノラマエックス線写真

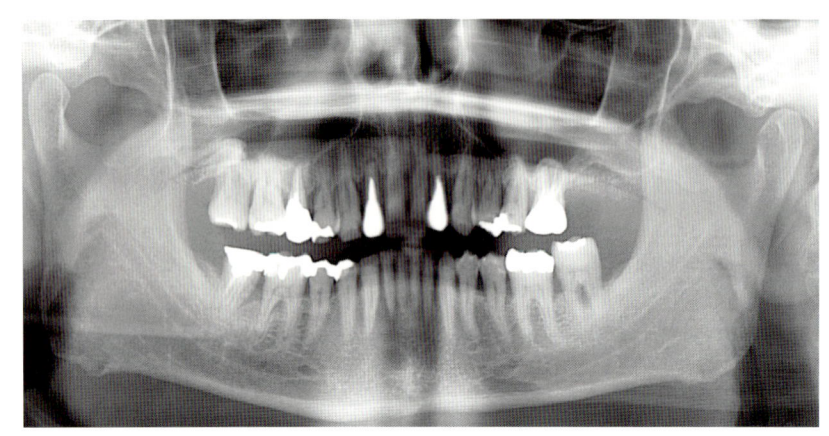

図1　初診時パノラマエックス線写真（2005年4月）。全体的に骨レベルが下がっている。

私の悩み〜禁煙の代替品としての甘味摂取について〜

症例1

（1）初診時

　患者さんは、2005年4月に来院された46歳の男性の方です。主訴は、「前歯の歯ぐきが腫れている」ということでした。パノラマエックス線写真から全顎的な骨吸収が認められました（図1）。$\overline{3\,2}$に慢性歯周炎の急性発作を起こしていたので、この日は院長による咬合調整、歯周ポケット内洗浄、暫間固定、投薬という応急処置が行われました。そして翌日も来院していただき、インタビュー、資料採得（図2〜4）、歯科衛生士によるディプラーキング、洗浄を行いました。このときはゴールデンウィーク前ということもあり、間隔を短くして来院していただいたのですが、患者さんも休み中に痛くなるのは困るという思いから協力的でした。

　患者さん自身慢性歯周炎の急性発作を起こしたのは今回が初めてではなく、体験済みでした。$7\vert$は以前通われていた歯科医院にて抜歯をされています。そのときは十分な説明を受けずに処置されてしまったそうで、歯科医院への不信感からしばらく足が遠のいていたようです。今回は前歯部の歯肉の腫れ、痛みがひどく、我慢できずに当院を受診されました。

　そこで、前歯科医院での歯科に対する悪いイメージを払拭しなければならないと思い、治療を進めていくには、まず患者さんに病態を理解していただくことにしました。集めた資料を基

禁煙と引換えに甘味に走った患者さんにどう指導したらいいの？

2回め来院時の口腔内

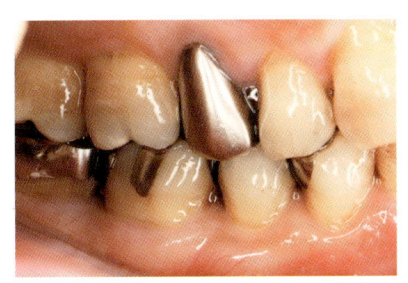

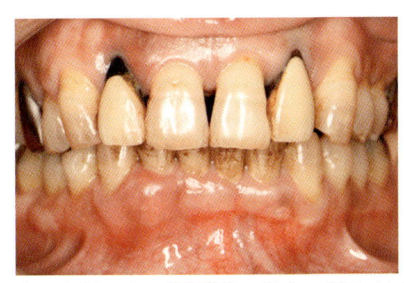

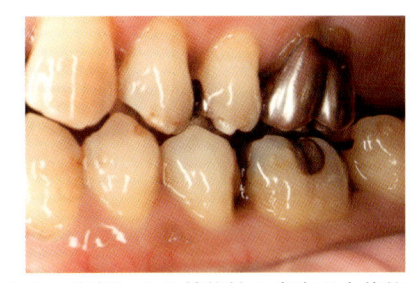

図2　2回め来院時の口腔内写真(2005年4月)。主訴である 3̅2̅ 間に歯肉の腫れがみられる。喫煙による線維性の歯肉が全体的にみられる。

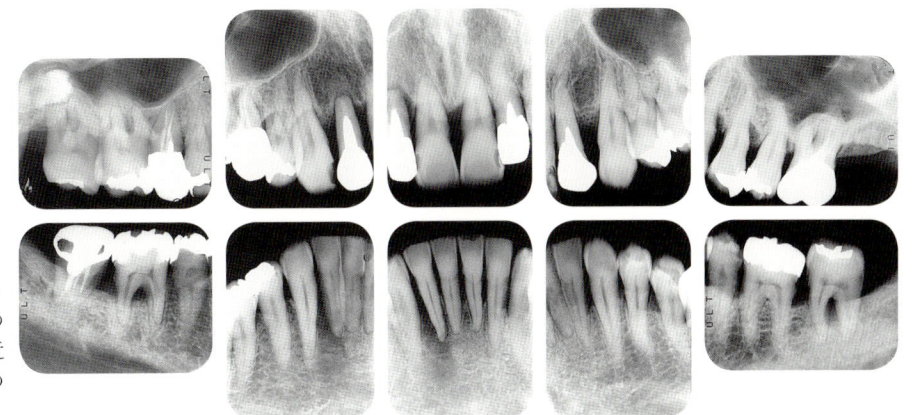

図3　2回め来院時のデンタルエックス線写真(2005年4月)。6̅|6̅ 6̲|6̲ の根分岐部病変が著明。上顎は根尖近くまで骨吸収が起こっており、2̅ の透過像が著しい。

図4　2回め来院時のプロービングチャート(2005年4月)。ほとんどの歯に動揺がみられる。4mm以上の歯周ポケット率も38％と高い(3̅ はカウントせず)。3mm以下で出血(BOP)のないものは省略。

に骨吸収が他の歯にも認められること、その原因は細菌であること、またインタビューから1日20本のタバコを吸うことがわかったので、喫煙も大きなリスクになっていることを説明しました。待合室で『タバコをやめよう』という本も読まれており、患者さんのモチベーションは上がり「自分にできることはタバコをやめることだと思い実行します」とおっしゃられました。そして休み明け、「腫れも痛みもなく過ごせた」ということばをいただき、"これなら患者さ

103

Part 2 対応法に関する悩み

再評価時の口腔内

図5 再評価時のプロービングチャート（2005年7月）。主訴である ${\overline{3\,2}}$ の歯周ポケットは、3 mm 以下で出血もなくなった。しかし、臼歯部には深いポケットが残り（4 mm 以上の部位は14％）、出血もみられる。

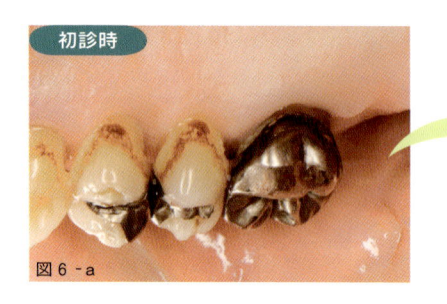

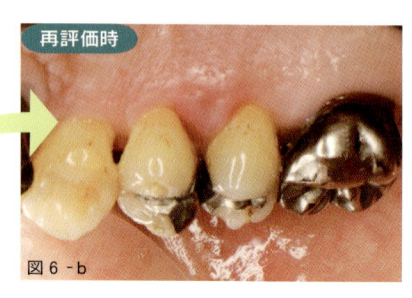

図6-a,b　再評価時の上顎口蓋側左側（2005年7月）。初診時と比較すると、$\underline{4\,5}$ に腫脹が認められる。

んに来院していただける、主訴であった前歯部も抜かずに済んだ！"という思いで、歯周基本治療へ進みました。

（2）歯周基本治療

歯周基本治療時の TBI では、歯ブラシの使い方に関して特に説明をしませんでした。というのも、初診の口腔内写真からもわかるとおりプラークはほとんどついていなかったからです。前歯科医院の受診から当院受診までの間、患者さんは一生懸命歯磨きをされていました。もう歯科医院には行きたくないという思いからだったようです。歯間ブラシは使っていないとのことだったので、隣接面のプラークコントロールのみにポイントを絞ってお話しました。

その後、患者さんもやる気になっているこの時期に全顎浸潤麻酔下での SRP を順番に行っていきました。歯周ポケットは深く、歯肉縁下歯石も全歯にゴツゴツついていたため、SRP を行った後歯肉退縮が起こる可能性などを前もって患者さんにお伝えしました。根分岐部にはハンドスケーラー、超音波スケーラーを使用し、チップも選んで行いました。患者さんがやる気になっているとはいえ、毎回の麻酔下での SRP はやはりつらかったようです。終了したときはホッとしたようすでした。

（3）再評価

歯周基本治療終了後、再評価へ入っていきました（図5）。主訴であった ${\overline{3\,2}}$ の経過は良好でしたが、臼歯部根分岐部病変がある部位や上顎小臼歯部に歯周ポケットが残ってしまい、$\underline{4\,5}$ の口蓋側歯間部には腫脹がありました（図6）。これらの部位に関しては再度 SRP を行いましたが、$\overline{5\,4}\,\|\,\underline{4\,5}$ にはフレミタスも振れたため、あまりいい結果は得られていません。

禁煙と引換えに甘味に走った患者さんにどう指導したらいいの？

再評価から4ヵ月後の口腔内

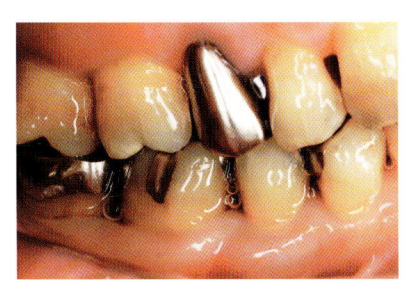

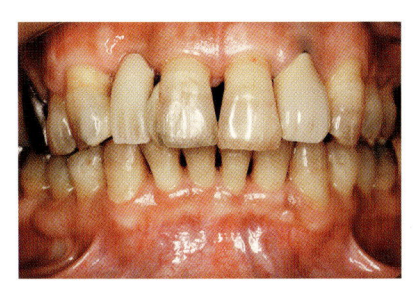

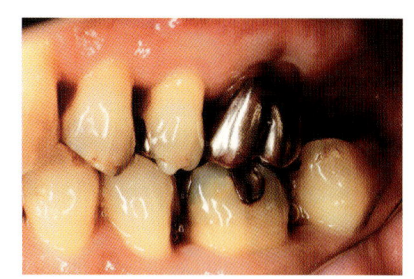

図7　再評価から4ヵ月後の口腔内写真（2005年11月）。主訴である$\overline{3\,2}$間の歯肉はひきしまっている。

院長に相談した結果、口蓋咬頭を咬合調整していただきました。

（4）メインテナンス

歯周基本治療が終わり、どれぐらいの期間で管理をしていけばいいかを決めていくため、まずは2ヵ月という短い間隔でようすをみました。根分岐部病変に関しては、歯周ポケットは深いままですが今のところ炎症はなく、患者さんの自覚症状もありません。患者さんにはこの歯にトラブルが出た場合は、積極的な治療として歯根分割（セパレート）を行い、清掃しやすい状態にしてあげたほうがよいとお伝えしています。

そして、ちょうどこの頃患者さんに「禁煙は続いていますか？」とたずねると、「続けてはいるけど、つねにアメかガムを食べるようになった」とおっしゃいました。しかし、そのときは、「食べるのであればキシリトール配合のものにしてくださいね」とお伝えするのみで、どのようなもので、いつ食べているのかなどはたずねずに終わっていました。

その後しばらくして再び聞いてみると、患者さんは"キシリトール"と書かれているものを選んで食べているとのことでした。なお、この方がアメを口にするのは、お昼休みや休憩時に人と話をするときだそうで、タバコを吸っていたときも同様だったようです。習慣は対象物が代わっただけで、やはり抜けないものなのでしょうか。

さらにこの患者さんの職場の近くにはコンビニエンスストアがあり、昼食を買いに行くときにアメやガムを買える環境にあります。その結果、どんどんエスカレートしていきグミ入りソフトキャンディーやキャラメル入りチョコレート（全種類食べたそうです）を続けざまに買って食べていたようです。患者さんは、グミ入りソフトキャンディーを食べていることを自ら申告されたとき、少しばつが悪そうに「やめます」とおっしゃられたのですが、しばらくすると、また違うものを選んで食べてしまっています。

セルフケアにおいては、歯周基本治療中不定期だった歯間ブラシを、再評価から4ヵ月後には毎日使用しているとのことだったので（図7）、どうやら、歯周病に対する危機感はあるものの、う蝕に対する危機感は薄いようでした。

その結果、2007年5月のメインテナンス時には、「右上の奥とその手前の間に歯間ブラシをとおすとしみる」と訴えられ、診てみると、$\overline{6}$遠心にう窩がありました。メインテナンスに来ていただいているのに、う蝕ができてしまったのです。

症例2

ここでもう1つの症例をご紹介したいと思います。患者さんは2005年12月に来院された50歳の男性で、元々他の歯科衛生士が担当していましたが、退職に

105

Part 2　対応法に関する悩み

症例2：初診時データ

患　者：Hさん、50歳・男性
初診日：2005年12月
主　訴：|5 インレー脱離
口腔内所見：初診時プラークがべったり付着していたが、歯石の沈着はなく精密検査より歯周ポケットは4mm以下、歯周病のリスクは低いようす
既往歴：10年以上リウマチに苦しんでいる。ステロイド治療を受けており、漢方薬も服用している
喫　煙：胃潰瘍が悪化し、2004年12月より禁煙

初診時の口腔内

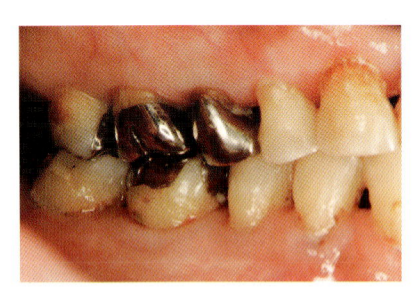

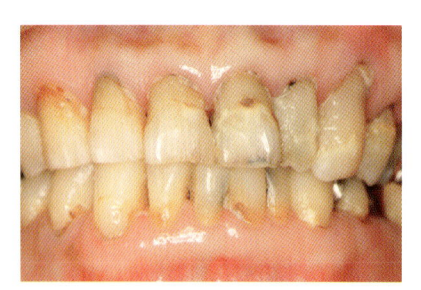

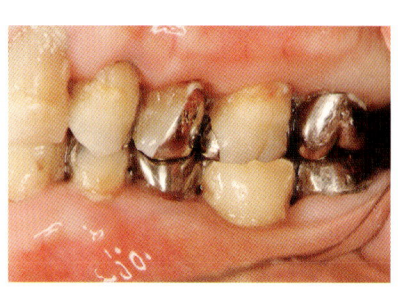

図8　初診時の口腔内写真（撮影は歯科衛生士の初アポイントとなる2006年1月）。修復物が多く、唇側面にべったりプラークが付着している。

上顎口蓋側左側の推移

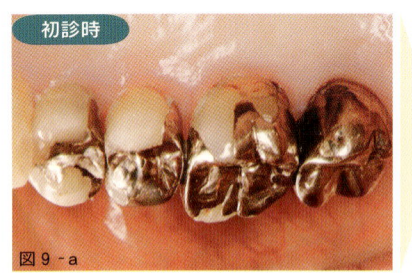

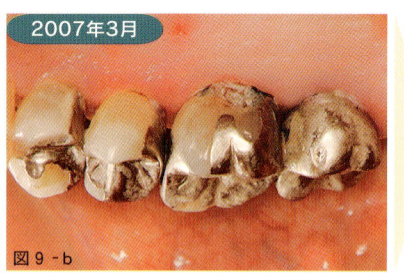

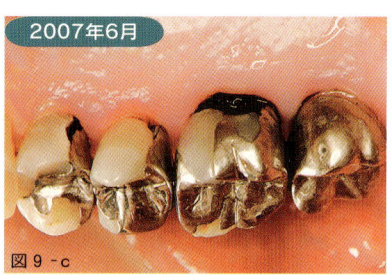

図9-a〜c　上顎口蓋側左側の変化。2007年3月には|4のインレーマージン付近より脱灰層が認められ、その3ヵ月後には|4 5にう窩がみられる。|6の黒色はう蝕ではなく、サホライドを塗布している。

ともない2007年6月から私が担当しています。主訴はインレーが外れ、「左で噛むと痛い」というものでした。この方はリウマチという全身疾患をお持ちで、痛みでブラッシングもままならない日があるようです。初診時口腔内は、プラークがべったりと付着していましたが、歯石は沈着しておらず（図8）、プロービング検査では歯周ポケットが4mm以下で、歯周病のリスクは低いようでした。

また、長年患っていた胃潰瘍が悪化したため主治医より禁煙をすすめられ、2004年12月に禁煙されていました。しかし、食後の一服がアメに代わり、夕食

禁煙と引換えに甘味に走った患者さんにどう指導したらいいの？

後から就寝までの間に5～10個食べるようになっていました。現在禁煙から約3年経ちましたが、まだタバコを吸いたいと思うことがあるそうです。そういわれると、アメを強く否定できません。キシリトール製品も試されましたが、味の好みが合わなかったようです。

主訴である|5 は根管治療後インレーを装着しました。今もう蝕治療で来院されていますが、当院ではそれとは別に、歯科衛生士のアポイントもとっており、定期的なクリーニングに来院していただいています。最近では、2007年3月に|4 のインレーマージン付近より脱灰層が認められ、3ヵ月後に私が担当となったときには、|4 5 にう窩ができていました（図9）。

悩みに対して私がしたこと・考えたこと

対策として思いつくのは、やはりアメやガムを摂取する回数や量を減らすことでした。しかし、実際には患者さんは次々に新しいものを口にしてしまっているのが現状でした。どちらの症例も過剰な甘味摂取が、タバコの禁断症状緩和のための代替品であることを考えると、"甘い物好き"の方に食事指導するのと同じ方法ではけっしてうまくいかない問題でした。

それなのに、症例1の患者さんにいたっては、禁煙に成功したという結果に喜ぶばかりでプロとして失格でした。アメやガムなどの代替品は、タバコほど生命にかかわる危険があるわけではないにしても、現実問題としてう蝕のリスクを抱えてしまいました。

症例1の場合、歯周病については患者さん自身も理解されていて、とても熱心に治療に通われていたにもかかわらず、私は代替品を摂取していることを把握しておらず、さらにすでに習慣化していたのに気がつかなかったことが反省点です。適切な指導がまったくできていなかったと思います。そして、メインテナンス中にもかかわらずう蝕を発症させてしまったことはもっとも反省すべきことでした。

症例2では、う蝕の原因について考えてみると、攻撃因子（細菌）と防御因子（唾液、フッ化物など）を天秤にかけると攻撃因子側に傾きます。しかも、環境因子（夕食後のアメ）も加わり、さらに傾きがひどくなります。患者さんは主治医から「このままタバコを吸っていると命が危ない」といわれ禁煙を続けているため、ここで私が「タバコの代替品としてアメを食べ続けていると、歯がなくなりますよ」と伝えても心に響くかと思うと、いい出せなかったことを反省しています。

今後の課題

できてしまったう蝕について患者さんはどのように感じているのかをお聴きし、ともに考えていきたいと思います。そのうえで、代替品について「キシリトール配合のものにしてくださいね」というだけではなく、商品の情報提供をしたり、1日何個と数を決めて、昼休みに食べているなら決めた数だけポケットに入れてそれ以外は口にしないなど、患者さんの思いを取り入れながら、一緒に決めていきたいと思います。

また、来院時には高濃度フッ化物を半年に1度塗布し、セルフケアとしてブラッシングはもちろんのこと、フッ化物配合歯磨剤を使用していただき、さらにはフッ化物洗口も視野に入れておきたいと思います。

Part 2 対応法に関する悩み

先輩歯科衛生士からのアドバイス

生活まで見渡した禁煙サポートが必要

実野典子／フリーランス

　今回の症例では、まず、禁煙をするというのは何にも勝る保健行動で、禁煙できたことはすばらしいと認めることが大切です。そのうえで、症例1のように最初から禁煙にかかわっている場合は、動機づけだけではなく、禁煙プログラムに積極的にかかわってもよかったのではないでしょうか。禁煙にはステップに応じた支援が必要です。

　また、患者さんは、ニコチンの離脱症状に加え「口さびしさ」とも戦っていかなければなりません。口さびしさをまぎらわすためのアメやガムは、酸を産生しない甘味料で作られたものを選ぶように指導します。最近では、シュガーレスやノンシュガー、シュガーフリー、キシリトール配合と表示されたものがたくさんありますが、これらすべてが歯に安全とは限りません。シュガーレスであってもクエン酸が多く含まれていたり、キシリトールとともに砂糖が配合されていたりします。成分表示だけで歯に安全な商品かどうかを患者さんが判断するのは難しいでしょう。パッケージに記載されているトゥースフレンドリー協会の「歯に信頼マーク」や厚生労働省許可のトクホのマークは、患者さんに商品を選んでもらうときの目安になると思います。

　また、代替品には熱いお茶や冷たい水なども効果があります。さらに、飲食だけでなく、深呼吸や軽い体操、ブラッシングにも気をまぎらわす効果があります。私は、禁煙中の患者さんに「がんばっておられるのですから、食後すぐのおいしいお菓子ぐらいは楽しみに食べてもいいでしょう」といっています。しかし、「タバコを吸うように頻回に食べることは危険です」と必ずルールを守って食べてもらうようにします。

　残念ながらう蝕が発症してしまった今回のような場合は、その失敗を患者さんと話し合い、食生活やプラークコントロール、フッ化物の応用、定期的なメインテナンスなどを再度プログラムしていきましょう。どちらの症例も禁煙は続行されているのですから、その成果を評価し、健康観が高まっているこの時期に歯についてもしっかりと管理していく必要があると伝えます。

　私たち歯科衛生士は、口腔だけをみるのではなく、健康状態や生活習慣、社会的背景などさまざまな角度から患者さんをみて、禁煙サポートができるようになることが大切だと思います。

その後の経過〜今思うこと〜

本欄は、月刊『歯科衛生士』掲載以降に新たに執筆した内容です。

　現在、症例1の患者さんは、年齢も50歳となり職場での立場上、指導者として海外へ出張する機会が多くなりました。う蝕対策としては、決めた数のアメだけを持ち歩くようにしていただき、患者さんと一緒に口腔内を管理することで、その後の発症はありません。ただ、昨年の暮れからは、慣れない環境や移動でかなりのストレスあるようです。6月に来られたときには 6 が急性発作を起こしていました。

　症例2の方もそうですが、患者さんとのおつき合いが長くなるにつれ、全身疾患でブラッシングが思うようにできない、生活環境が変わってしまうなどいろいろな変化に直面します。その際、私たちは現状に対してどのようなサポートをすればいいのかをつねに考えておかなければいけないと、あらためて感じています。

Part 3 メインテナンスに関する悩み

CASE 12

私の悩みを聞いてください！

メインテナンス間隔の決め手とは？
～月1メインテナンスから抜け出せなくて～

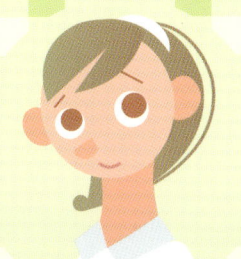

安藤峰子／いとうデンタルクリニック

【アドバイス】
小谷いずみ／美江寺歯科医院
伊藤弥生／月星歯科クリニック（現：フリーランス）

　私は、歯周治療を始めて4年めの歯科衛生士です。まだ経験は浅く、やっと再評価まで来ても今度はどのくらいの間隔でケアしていけばいいのか決めかねています。私なりにセルフケアのレベルやリスクに応じてメインテナンス間隔を決めているつもりですが、振り返ってみるとどのレベルの症例も似たような間隔になってしまいます。
　そこで、今回はその決め手をどこに置くべきか、いくつかの症例を基にあらためて考えてみたいと思います。

Part 3　メインテナンスに関する悩み

症例1：初診時データ

患　者：24歳・女性　**初診日**：2003年6月
主　訴：前歯の破折
口腔内所見：下顎前歯部の腫脹・発赤、プラークコントロール不良。プロービング時多量の出血、著しい歯石の沈着、強い口臭あり

エックス線写真所見：大臼歯部に一部骨吸収あり、軽度歯周炎と診断
既往歴：全身疾患なし　**喫　煙**：なし
ブラッシング習慣：1日2回、朝食後・就寝前に3分ほど。毎回出血あり

初診時の口腔内

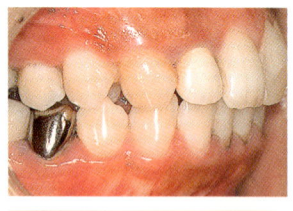

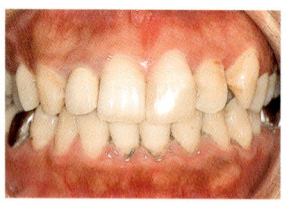

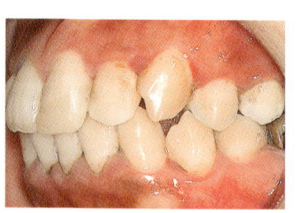

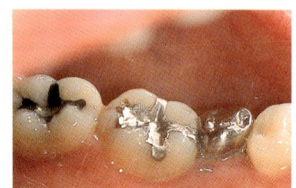

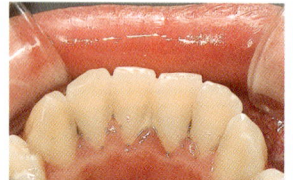

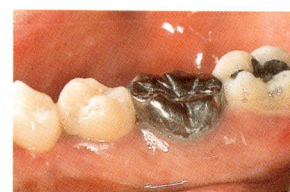

図1　初診時の口腔内写真（2003年6月）。下顎前歯部の歯肉の発赤・腫脹は著しく、ブラッシング時にも出血が認められる。各症状に対し本人の自覚はない。

私の悩み〜メインテナンス間隔の決め手について〜

症例1

患者さんは、24歳の女性で前歯の破折を主訴に来院されました。前歯にコンポジットレジン充填を行い主訴は解決しましたが、全体のプラークコントロールは悪く、下顎前歯部の腫脹・発赤が認められました。口臭も強く、軽度歯周炎と診断されました（図1〜3）。

診査・問診後には、現状と今後の治療計画を説明し、歯肉の腫脹と口臭について強調しました。すると、それがモチベーションとなり、TBI時につっこみ磨きを指導したところ、すぐに効果がみられたため、スケーリング・ルートプレーニング（SRP）を行いました。

再評価時、患者さんは口臭が気にならなくなったと喜んでいました。ただ、8̅は半埋伏歯のため、プラークがうまく除去できておらず、ご本人も、また私もエアーをかけると嫌な臭いが気になりました（図4、5）。そこで、抜歯もすすめてみましたが、患者さんは「抜きたくないからケアをがんばる」とおっしゃり、自らデンタルフロスを取り入れてくださいました。

その後メインテナンスに入りましたが、間隔を決定する際、私は、患者さんが8̅の臭いを気にされていたことを考慮し、1ヵ月ごとのクリーニングをすすめました。

メインテナンス時、私自身はもう臭いは気になりませんでしたが、ご本人が気にしていたことから、半年間は1ヵ月ごととしました。半年めにようやく患者さんが「臭いも気にならなくなった」といわれたため、メインテナンス間隔を2ヵ月に変更し、現在も良い状態で来院されています。

110

メインテナンス間隔の決め手とは？〜月1メインテナンスから抜け出せなくて〜

初診時のエックス線写真＆プロービングチャート

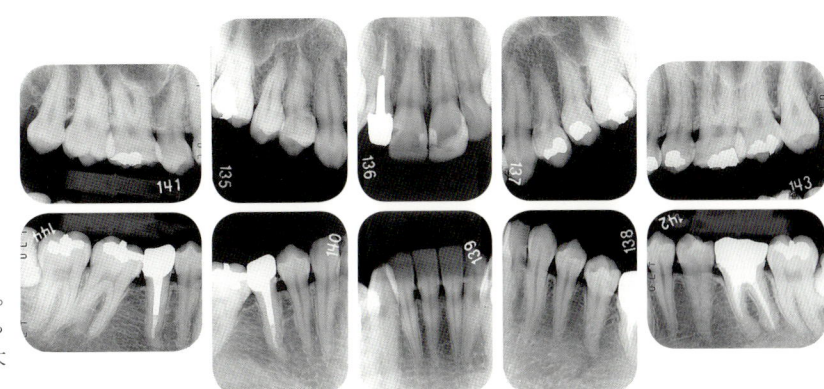

図2　初診時のエックス線写真（2003年6月）。歯頸部付近に多量の歯石の沈着が認められるが、前歯部の骨吸収はあまりみられない。大臼歯部に一部骨吸収が確認できる。

図3　初診時のプロービングチャート（2003年6月）。診査の技術が未熟なため、実際のプロービング値はもう少し深いと想定される（数値の記入は3mm以上）。

再評価時の口腔内＆プロービングチャート

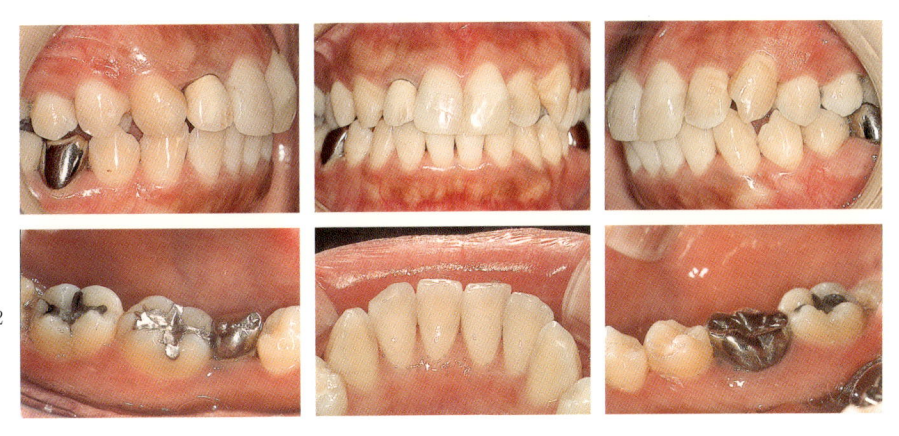

図4　再評価時の口腔内写真（2003年12月）。セルフケアに自らフロスを取り入れるなど、患者さんの努力により、歯肉の炎症はかなり改善された。

図5　再評価時のプロービングチャート（2003年12月）。歯磨きとSRPにより、歯周ポケットの改善が認められる。

111

Part 3　メインテナンスに関する悩み

症例2：初診時データ

患　者：55歳・男性　**初診日**：2004年6月
主　訴：1〜2年前より6」がしばしば痛む
口腔内所見：歯肉縁上・縁下歯石あり、舌側にプラーク付着
エックス線写真所見：水平性骨吸収あり、軽度歯周炎と診断
既往歴：全身疾患なし　**喫　煙**：なし
ブラッシング習慣：朝食後、夕食後、就寝前の1日3回、就寝前は入浴時に3分程度。歯間ブラシを自ら購入し、日中車内にて使用。

初診時の口腔内

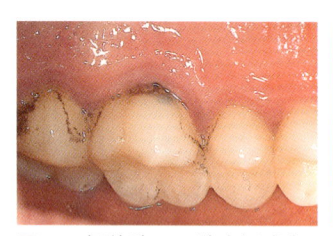

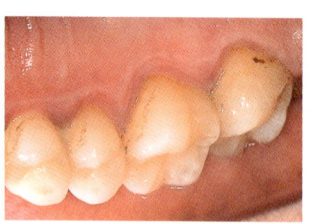

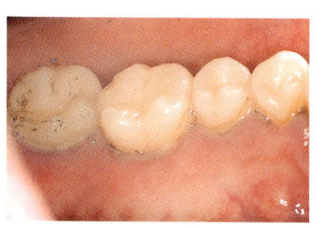

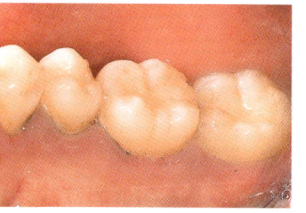

図6　初診時の口腔内写真（2004年6月）。6」は視診により歯肉縁下う蝕が認められたが、う窩は確認できなかった。その後、歯冠部破折により口蓋根の抜歯を行っている。また、全顎にわたり歯頸部に強い炎症ラインがみられる。

症例2

　患者さんは、55歳の男性で上顎右側臼歯部の痛みを主訴に来院されました。プラークコントロールは一部不良で、軽度歯周炎と診断されました（図6〜8）。主訴の6」は歯根破折により保存不可能と診断され、分割抜歯しています。

　その後、歯周基本治療に入り、まずTBIを行いました。当て方にむらがあったため、私は歯ブラシの交換を提案し、つっこみ磨きを指導しました。患者さんは、今までの磨き方とあまりに違うことに驚かれると同時に、とても興味を示され、すぐに慣れてくださいました。

　TBI後、全顎無麻酔下にて4ブロックに分けてSRPを行いました。ところが、私のSRPの技術が未熟だったため、再評価時に、臼歯部にクレーター状の歯肉が数ヵ所できていました。そのうえ、患者さんにとってプラークコントロールの難しい箇所でもあったことから、臼歯部の歯肉はまだ引き締まっておらず、歯肉縁下プラークがみられました（図9、10）。

　歯周基本治療終了後、メインテナンス間隔を決定する際の決め手となったのは、患者さんの「最近、特に冷たい水とお味噌汁のあげを食べたとき、左上の奥歯がしみる」ということばです。私はあげがしみるという症状が気になったため、症状が治まり、クレーター状の歯肉が改善するまで、1ヵ月単位でみなくてはいけないと考えました。患者さんは快く同意してくださり、毎回メインテナンス時には、あげのしみ具合と歯肉の形態の確認をしました。症状は徐々に軽減し、当てにくい箇所のプラークコントロールもよくなってきたことから、メインテナンス間隔変更を考えました。

　ところが、今度は「歯ブラシが当たるとシカシカする」と気にされたため、再度角度に気をつけて歯ブラシの当て方を指導し、引き続き1ヵ月ごとに経過を観察することにしました。

　そして、その4ヵ月後、ようやくご本人から、「口の中をまったく気にせず生活できる」ということばが聞かれたため、3ヵ月ごとのメインテナンスに移行しました。

メインテナンス間隔の決め手とは？〜月1メインテナンスから抜け出せなくて〜

初診時のエックス線写真＆プロービングチャート

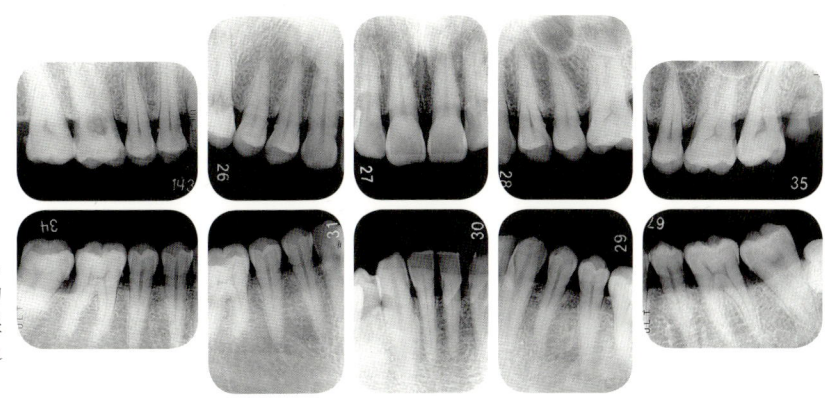

図7 初診時のエックス線写真（2004年6月）。臼歯部隣接面には歯石の沈着があり、部分的に骨の吸収がみられる。上顎の臼歯部の歯根には、強いフルーティング（凹み）が読みとれる。

図8 初診時のプロービングチャート（2004年6月）。隣接面には4〜6mmの歯周ポケットがあり、プロービング時の出血は多量にあった。

再評価時の口腔内＆プロービングチャート

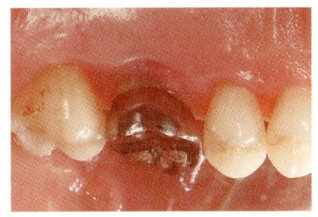

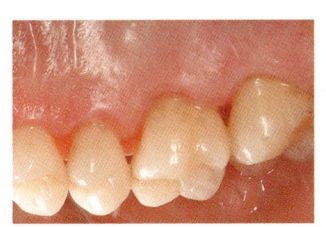

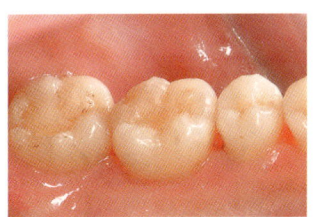

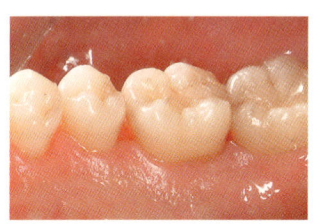

図9 再評価時の口腔内写真（2004年9月）。未熟なSRPテクニックによるものか、臼歯部隣接面の歯肉がクレーター状になってしまっている。歯肉縁下プラークもみられる。

図10 再評価時のプロービングチャート（2004年9月）。クレーター状の歯肉の部位に歯周ポケットは残ったが、形態が改善されるとともにプロービング値も減少している。

113

Part 3　メインテナンスに関する悩み

症例3：初診時データ

患　者：55歳・男性　**初診日**：2004年12月
主　訴：上顎左側が浮いた感じがする
口腔内所見：歯肉縁上・縁下ともに歯石の沈着あり。頬側は、オーバーブラッシングによる歯肉退縮もみられる。強い口臭あり
エックス線写真所見：水平性骨吸収あり、中等度歯周炎と診断
既往歴：全身疾患なし
喫　煙：20本／日、喫煙歴30年
食生活習慣：間食毎日（食後にヨーグルト、仕事中にせんべい）
ブラッシング習慣：子どもの頃から朝のみ

初診時の口腔内

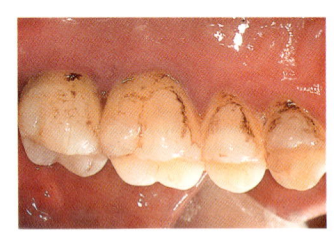

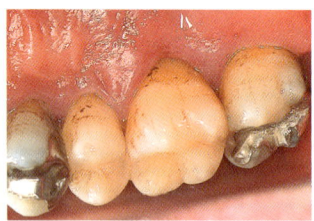

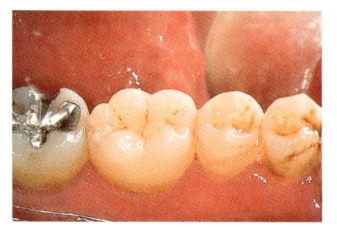

図11　初診時の口腔内写真（2004年12月）。全顎的に歯間乳頭歯肉には、腫脹・発赤がみられる。上顎臼歯部の歯肉は、長年の喫煙により線維化している。（※下顎左側臼歯部の資料なし）。

症例3

患者さんは、55歳の男性で、上顎左側が浮いた感じがすることを主訴に来院されました（図11～13）。診査の結果、中等度歯周炎と診断されました。プラークコントロールはよくありませんでしたが、ご本人は気にされていないようでした。というのも、「昔からむし歯で苦労した経験がなく、磨かなくても大丈夫」と思い込んでいたようです。また、問診から間食・喫煙にも問題がありましたが、禁煙の意志はありませんでした。

まずTBIを2回行ったところ、プラークコントロールは向上し、同時に口腔内への関心も高まりました。そこで、この状態を維持できるよう、SRP後、根面が露出した部位には毎回TBIを行いました。しかし、|6 7 は複雑な根形態が露出したうえ、知覚過敏症状が出てしまいました。

そのため、この部位は歯ブラシのみでは難しいと判断し、思いきって歯間ブラシ（L）をすすめたところ、受け入れてくださいました。定着するにつれ、知覚過敏症状もおさまったので、その後7|7の根分岐部にも歯間ブラシの3Sをすすめました。

再評価時には、1日1回だったブラッシングも2回に増え、口腔内全体はもちろん、歯間ブラシにより隣接面のプラークコントロールもよくなりました（図14～16）。ただ、7|7の根分岐部内にはまだプラークが付着し、その部位からはジュワッとした出血があったため、出血がなくなるまでは1ヵ月ごとのメインテナンスを行い、洗浄する必要があると判断しました。

初診から8ヵ月後のプラークコントロールは、7|7以外は安定しています（116ページ図17-a）。7|7だけは根分岐部が小さく、歯間ブラシも挿入しづらいため、なかなか定着せず、出血も治まっていません（116ページ図17-b、c）。

また、患者さんからは「1ヵ月ごとにみてもらえば大丈夫でしょ！」という依存的なニュアンスが感じられることも気になります。このまま1ヵ月ごとにみていかなくては維持できないのか、今の私には判断ができないことから、現在も毎月洗浄を中心にケアしています。

メインテナンス間隔の決め手とは？〜月1メインテナンスから抜け出せなくて〜

初診時のエックス線写真＆プロービングチャート

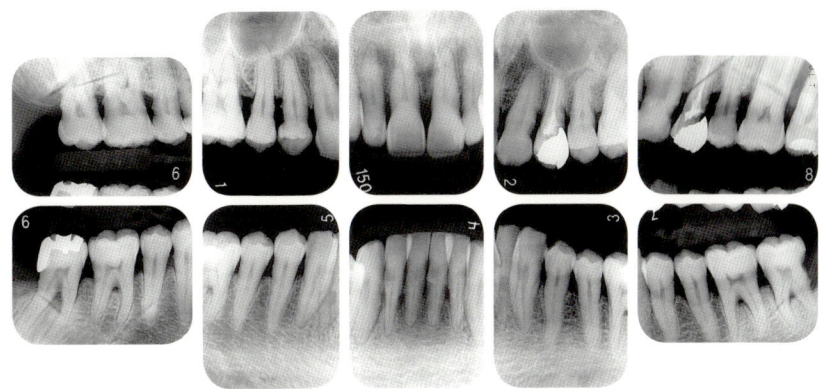

図12 初診時のエックス線写真（2004年12月）。臼歯部は、撮影時にフィルムが曲がってしまったため、正確に情報を読みとることができなかった。6̲近心には、垂直性の骨吸収、4̲インレー下に二次う蝕、7̲遠心には、歯肉縁下う蝕が確認できる。

図13 初診時のプロービングチャート（2004年12月）。喫煙者のため、プロービング時の出血はやや少なめであった。プロービングによる痛みを訴えられたため、実際の数値はもっと深いと思われる。

再評価時の口腔内＆エックス線写真

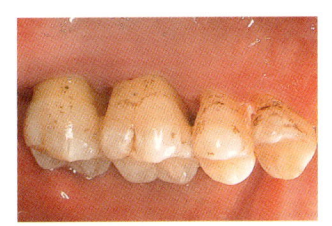

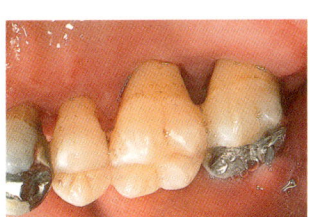

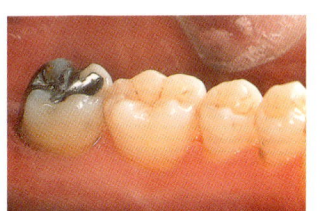

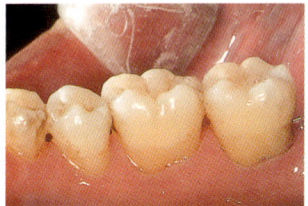

図14 再評価時の口腔内写真（2005年2月）。歯肉の炎症は治まり、根面が露出。一部知覚過敏症状が出たものの、歯間ブラシの使用後改善がみられた。

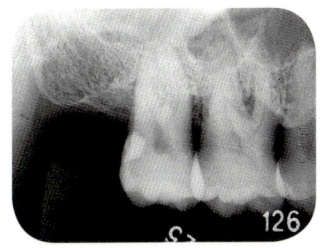

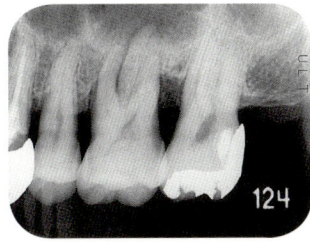

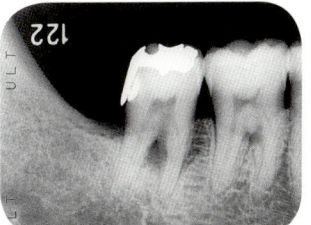

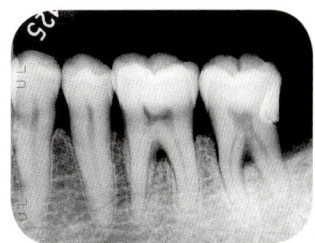

図15 再評価時の臼歯部エックス線写真（2005年2月）。6̲|6̲ 6̲|6 7に根分岐部にまで及ぶ骨吸収がみられる。|7̲の遠心の歯肉縁下う蝕は治療を行うが、修復困難なため一部不適合になっている。|7̲ 7̲|の不適合補綴物のマージンが歯肉縁下にあるため、治療はせず、経過観察を行っている。

Part 3 メインテナンスに関する悩み

再評価時のプロービングチャート

根分岐部																		
動揺度			2										1	1		2	2	
ポケット	―	⑥⑥ ④	5 5			○		○	○		○	○		④⑥ ⑤	6 5	⑤	―
部位	8	7	6	5	4	3	2	1	1	2	3	4	5	6	7	8
ポケット	―	5 ⑥		○			④	○○	4				○		5 ⑤	―
動揺度			1				1			1						1	
根分岐部			Ⅲ											Ⅱ		Ⅱ	

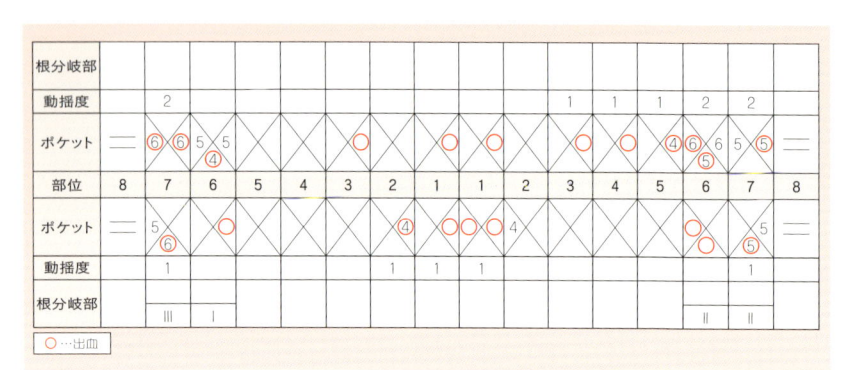

○…出血

図16 再評価時のプロービングチャート（2005年2月）。臼歯部に歯周ポケットが残り、動揺も認められる。その後、歯肉が引き締まるにつれプロービング値は減少、動揺もなくなっている。7|7だけは現在も根分岐部に問題が残り、歯周ポケットが残存している。

初診から8ヵ月後のリスク部位

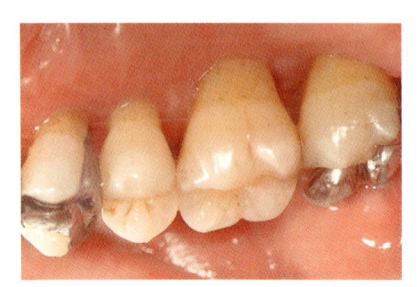

図17-a 初診から8ヵ月後の|67。オープンな歯肉はタイトな歯肉に変化。

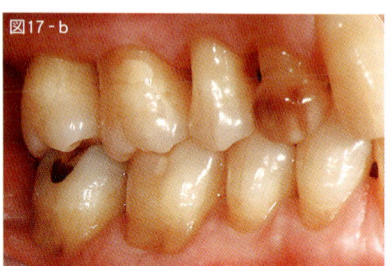

図17-b、c 7|7にはエナメルプロジェクション（エナメル突起）がみられる。根分岐部は穴が小さいため、歯間ブラシが挿入しづらい。

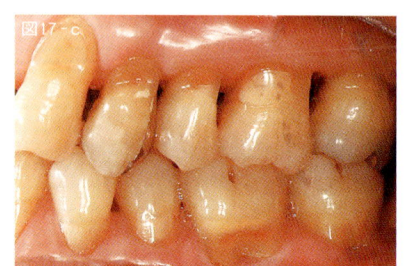

悩みに対して私がしたこと・考えたこと

　症例1においては、患者さんがご自身の口腔内の臭いを気にしていたためその思いを考慮し、1ヵ月ごとのメインテナンス間隔としました。しかし、後から振り返ると、私には患者さんが気にするほどの臭いは感じられず、良い状態でした。そのため、|8についての患者さんの思いをもっと聞き出し、十分な説明をしたのち、2〜3ヵ月空けることも可能だったのではないかと思われます。

　また、症例2においては、クレーター状の歯肉の存在とその部位の知覚過敏症状という2つの問題を前にして、私の中で間隔を空けるという選択肢はありませんでした。しかし、患者さんのセルフケアのレベルは高くなっていたので、その部位の状態とケアの方法を十分に伝えたうえで2ヵ月空けても、同じ結果が得られたのではないかと考えられます。

今後の課題

　今回の3つの症例を振り返ったとき、私は本当に自分のメインテナンス間隔の判断が適切だったのか、自信がありません。それは私の経験不足から、どういう状態ならどれだけ空けてもよいというレパートリーが

少なく、メインテナンス間隔決定の確固たる基準を持ち合わせていないからです。間隔の見極めをまちがえて悪化させてしまわないだろうか？という不安から、正しいメインテナンス間隔を設定できていなかったように感じます。患者さんから何か1つでもいわれると、ついそれだけを基に、間隔を導き出していた部分がありました。しかし、振り返ってみると、どの症例とも歯周基本治療をとおし患者さんの意識が改善され、歯に対する価値観やセルフケアのレベルはよい状態に至っています。

確かにメインテナンスを行って、行いすぎるということはないのでしょう。しかし、それには患者さんの大切な時間やお金を使って受けていただいているということを忘れてはいけないと思います。

今後、メインテナンスを患者さんにとって真に価値のあるものにしていきたいと強く思っています。そのためには、その患者さんのケアのレベルやリスクの高さを考慮し、そのうえで患者さんの訴えや思いを聞き、プロとしての分析を行い、それらを総合的に判断したうえでメインテナンス間隔を決定していかなければと考えます。

先輩歯科衛生士からのアドバイス①

広い視野を持って考えよう

小谷いずみ／美江寺歯科医院

症例を読ませていただいて感じたのは、「患者さんの希望を聞く」ということ以上に、自身がメインテナンスの間隔を決める客観的な基準を持っていないために「なんとなく」の感覚によって、決定しているのではないかということです。

ここで、メインテナンス間隔に関するある研究（Axelsson P[1]）を紹介します。まず被験者のメインテナンスの間隔を最初の2年間は2ヵ月ごと、その後4年間は3ヵ月ごとに設定しました。そして、評価の結果を基に、必要に応じて3群にわけ、さらに12ヵ月(60%)、6ヵ月(30%)、3ヵ月(10%)の間隔でメインテナンスを行ったところ、30年後には良好な結果を得ています。つまり、この研究を根拠にするなら、状況が良くない患者さんでも2、3ヵ月のメインテナンス間隔でよいのではないかと考えられます。

症例2のクレーター状の歯肉、症例3の進行した根分岐部病変と、両者とも気になるところはありますが、改善には時間がかかると思われます。

また、コンプライアンスが高くセルフケアも定着していることを考慮すると、短めの"2～3ヵ月間隔"でみていってもいいのではないでしょうか。「気になる・心配・不安」を理由に1ヵ月間隔でみていくことは、患者さんに多くの負担を強いるだけでなく、安藤さん自身も気にされていた"依存性を高める"ことにもなりかねません。

「なんとなく」という感覚に振り回されないためには、エビデンスを踏まえ、患者さんの状況をよく見極めた診査、予知性を持った医学的な判断を行い、メインテナンス間隔を設定してはいかがでしょうか。そのうえで、メインテナンス期間中にも再評価を定期的に行い、一定の間隔に縛られず、診査の結果から適時メインテナンス間隔を変えていくことも大切だと思います。

また、症例1で問題視している8は患者さんのご希望で観察しているようですが、エックス線写真からみると、もう少し積極的に抜歯をすすめてもよかったのではないでしょうか。この先、妊娠や出産などによる女性ホルモンの影響で起こりうる体調変化も踏まえ、将来設計の中で残すことのデメリットを同じ女性の立場からお話すれば、もう一度考えていただけると思います。

参考文献
1. Axelsson P, Nystrom B, Lindhe J. The long-term effect of a plaque control program on tooth mortality, caries and periodontal disease in adults. Results after 30 years of maintenance. J Clin Periodontol 2004；31(9)：749-757.

Part 3 メインテナンスに関する悩み

先輩歯科衛生士からのアドバイス②

メインテナンスの意味

伊藤弥生／月星歯科クリニック
（現：フリーランス）

　歯周治療のみに的を絞ってメインテナンス間隔を決めようとすれば、提示された患者さんはいずれも3〜4ヵ月でよいのではないでしょうか。なぜなら、多くの文献から、口腔の健康を維持するにはそれぐらいの間隔がよいとされているからです。私は、それを基本にしてそれぞれの患者さんのリスク度に応じてメインテナンス間隔を決めています。

　症例2の患者さんは、年齢が55歳で水平性の骨吸収がみられます。また症例3の方は、いずれの下顎大臼歯にもエナメルプロジェクションによると思われる根分岐部の透過像がみられますが、全体的な骨吸収は水平性です。これらの状態をみる限り、今後歯周病が急速に進行するとは考えにくいでしょう。また、コンプライアンスが高く、モチベーションも十分なされているようなので、患者さんが同意すればメインテナンス間隔を少し空けてもよいように思います。

その後の経過〜今思うこと〜

本欄は、月刊『歯科衛生士』掲載以降に新たに執筆した内容です。

　あれから4年が経ち、当時のような患者さんの訴えや自分の不安からメインテナンス間隔を決めることは少なくなりました。現在は、患者さんの訴えを分析するとともに、口腔内の状態や患者さんの背景などを総合的に判断し、間隔を決定することを心がけています。

　しかし、実際の臨床の中で、資料の分析、歯肉の状態、プラークコントロールの状態、日々変わっていく生活背景などを総合的に判断するのは大変難しく、まだときおりメインテナンス間隔に悩むのも事実です。

　今後もっと経験を積み、情報の分析力や口腔内の微妙な変化を見極める目を養い、総合的な判断力を高めていくことで、そういった悩みも減っていくのではないかと考えます。

Part 3　メインテナンスに関する悩み

CASE 13

私の悩みを聞いてください！

歯肉増殖症患者さんのメインテナンス、難しいんです！

杉本理奈／今村歯科医院
（現：デンタルオフィス北千住）

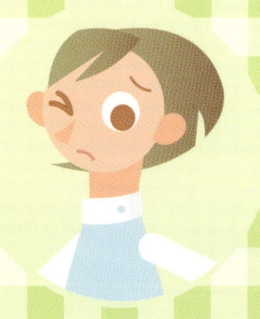

　私は、歯科衛生士になり今年で10年めを迎えます。卒業後はアシスタント業務中心の歯科医院に勤務しましたが、「もっと歯科衛生士本来の仕事がしたい」「予防が勉強したい」という思いから1年半で退職し、今村歯科医院に勤務して今年で8年めになります。

　今回紹介する患者さんは、勤務して4ヵ月めに担当しました。全身疾患として脳内出血および高血圧症にて通院加療中で、降圧剤の影響による歯肉増殖がみられました。対応の仕方に何かと悩み、試行錯誤しながら歯周基本治療を行い、現在は6ヵ月に1度のメインテナンスを行っています。しかし、一見安定しているようですが、慢性歯周炎の様相とは異なり、メインテナンスを重ねるごとに悩みを持つようになりました。

　そこで、あらためて悩みを整理するとともに、対応策について考えてみたいと思います。

Part 3 メインテナンスに関する悩み

初診時データ

患　者：45歳・男性
初診日：1999年8月3日
主　訴：下顎左側インレー脱離
口腔内所見：全顎にわたる補綴処置、著しい歯肉増殖、多量のプラーク付着
エックス線写真所見：部分的に水平性骨吸収を認める、中等度歯周炎と診断
既往歴：脳内出血、高血圧症
喫　煙：なし
服用薬：歯肉増殖症の影響により、アダラートCR®からブロプレス®、アムロジン®、デタントール®、ユベラNソフト®へと転薬

初診時の口腔内

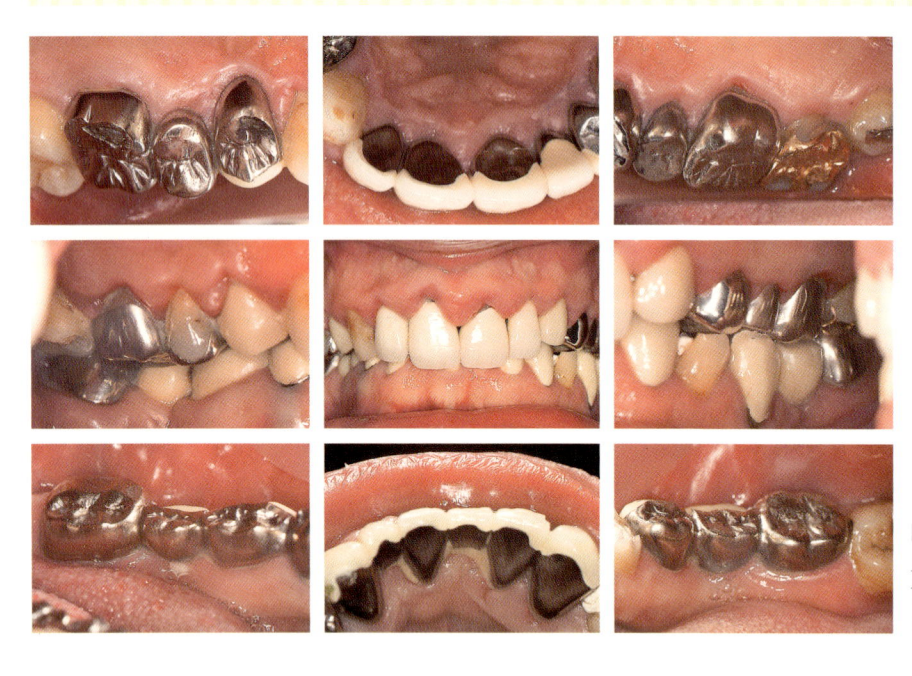

図1　初診時の口腔内写真（1999年8月）。全顎にわたる補綴処置、著しい歯肉増殖、多量のプラーク付着を認める。

私の悩み～歯肉増殖症の患者さんへのアプローチについて～

1 初診時

患者さんは、45歳男性で下顎左側のインレー脱離を主訴とし、1999年8月に来院されました。20歳頃より血圧が高く、同年4月より脳内出血および高血圧症にて降圧剤（ニフェジピン）を服用されていました。また、喫煙習慣はありませんでした。

口腔内所見として、全顎にわたる補綴処置の他、著しい歯肉増殖、多量のプラーク付着が認められました（図1）。エックス線写真からは、上顎前歯部に水平性の骨吸収が認められました（図2）。また、プロービング検査より、5mm以上の歯周ポケット、全顎的なプロービング時の出血（BOP）もみられ（図3）、これらのことから、中等度歯周炎と診断されました。

2 治療計画

処置方針として、まず主訴への対応を行った後、通常の歯周基本治療の他に、内服薬を変更

歯肉増殖症患者さんのメインテナンス、難しいんです！

初診時のエックス線写真＆プロービングチャート

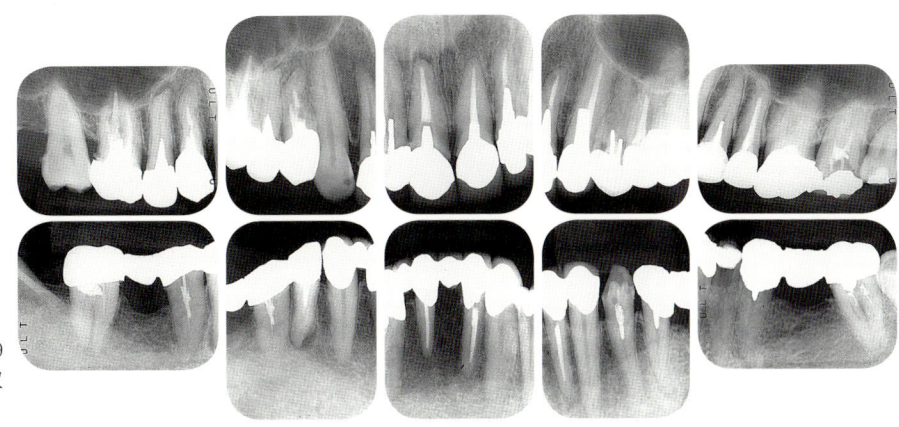

図2 初診時のエックス線写真（1999年8月）。上顎前歯部に水平性骨吸収を認める。

図3 初診時のプロービングチャート（1999年8月）。5mm以上の歯周ポケットと、全顎的にBOPも多い（82％）。

する必要があると考えました。これは、前歯部にみられる歯肉増殖が、内服中の降圧剤によるものではないかと疑ったためです。そして、全顎的な補綴処置も計画されました。

主治医に患者さんの病状、投薬内容、転薬が可能かどうか、処置への注意等を照会したところ、返書により、現在は血圧のコントロールのみを行っており、「アダラートCR®」40mgを朝1回、内服していることがわかりました。これを受け主治医と相談後、1999年9月から使用を中断し、転薬してみることに

なりました。転薬後、全身状態に問題がないことを確認し、歯周基本治療へ入りました。

3 歯周基本治療

初診時から、歯頸部や隣接面に多量のプラークが認められましたが、これは、不適合な補綴物や「ローリング法」によるブラッシングも影響していたと考えました。そのため、歯肉縁上のプラークコントロールとして、まず「スクラッビング法」に変更していただきました。

歯周基本治療の中で難しかったことの1つに、補助用具の選択があります。隣接面への対応として歯間ブラシを考えましたが、歯肉の炎症がひどいことや補綴物の形態により、スムーズにとおすことが不可能でした。

そこで、歯間ブラシの代わりに、2列歯ブラシ（tuft12、S：オーラルケア）による突っ込み磨きを指導しましたが、患者さんとしては、ワンタフトブラシ（plaut、M：オーラルケア）の方が使いやすいとのことで、その後変更しました。しかし、ワンタフトブラシでは毛束が大きく、歯間部、歯頸部のプラークコントロールには効果が表れ

Part 3　メインテナンスに関する悩み

再評価時の口腔内

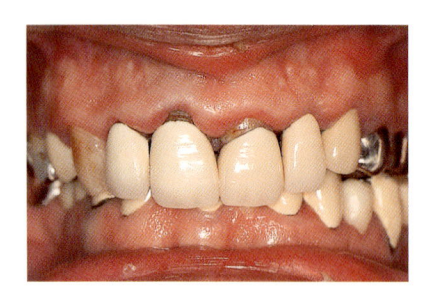

治療終了時の口腔内

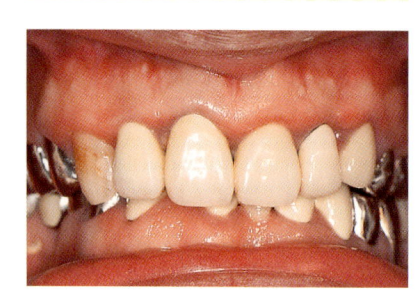

図4｜図5

図4　再評価時の口腔内写真（1999年12月）。転薬により前歯部の歯肉増殖に変化が認められる。
図5　治療終了時の口腔内写真（2001年6月）。初診時と比べ、著しく変化したが、歯肉の線維化が気になる。

ませんでした。そのため、再度2列歯ブラシを指導し、併せてクロルヘキシジンによる洗口も行っていただきました。

また、スケーリング・ルートプレーニング（SRP）は、局所麻酔下で6回に分けて行い、徐々に患者さんのプラークコントロールも定着していきました。

4 再評価

転薬により、前歯部の歯肉増殖には著しい変化がみられました。しかし、再評価を行ってみると、BOPに多少の減少を認める程度で、まだ歯肉の安定には程遠い状態でした（図4）。そこで、歯肉縁下のプラークコントロールをより確実なものにするために、不適合補綴物を外し、再SRPを行いました。

この頃から、よく目にする慢性の中等度歯周炎とは治り方が少し異なるという印象を受けるようになりました。というのも、初診時より気になっていた歯肉の線維化が、改善されなかったからです。喫煙習慣はないため、これは薬の影響なので

しょうか？　それとも元々の歯肉の質なのでしょうか？　こうしたことから、最終的な治癒形態が慢性歯周炎とは違うのかもしれないと感じました。

5 治療終了時

初診から治療終了まで、1年10ヵ月という長い期間がかかりました。転薬の効果、患者さんによる歯肉縁上のプラークコントロール、歯科医院でのSRPおよび不適合補綴物の再製による歯肉縁下のプラークコントロール等により、初診時と比較して著しい歯肉の改善を認めました（図5）。しかし、歯肉の線維化と色が気になります。

また、今振り返ると、|2 3間に炎症が残った状態で終了していました。もう少し注意深くきめ細かな対応が必要だったと反省しています。

6 メインテナンス

メインテナンス時の診査項目として、当院では、口腔内診査、全身状態・日常生活のチェック、歯肉縁上のプラークコント

ロールのチェック、歯周組織検査、口腔内写真およびエックス線写真撮影（エックス線写真は2年に1度）を行っています。

この患者さんは、補綴物が多かったため、マージン下のチェックを中心に行いました。メインテナンスに入った時点では、それほど大きな歯周ポケットは残っていなかったことから、積極的な歯肉縁下へのアプローチはせず、オーバーインスツルメンテーションにならないよう気をつけて処置を行いました。メインテナンス間隔は6ヵ月に設定しました。

（1）1回め

1回めのメインテナンスでは、体調等、降圧剤の変化もなく、歯周ポケットにも改善がみられました。しかし、長い治療が終了しホッとしたのか、セルフケアを少しさぼり気味のようで、口蓋側、舌側などに出血が認められました（図6～8）。|2 3間の炎症も退いていません。またこの頃、歯間部のプラークコントロールを確

歯肉増殖症患者さんのメインテナンス、難しいんです！

メインテナンス1回めの口腔内

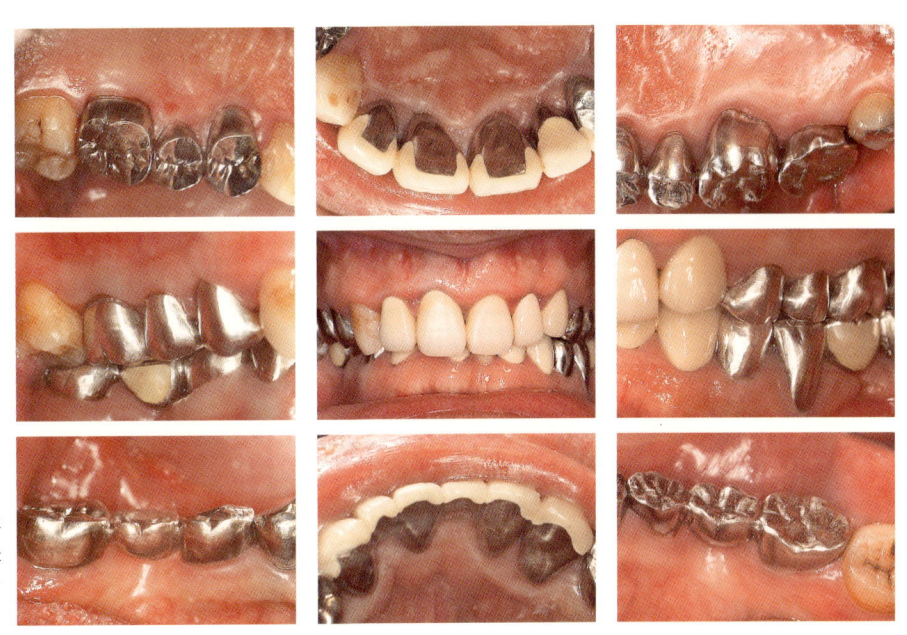

図6 メインテナンス1回め（初診より2年4ヵ月後）の口腔内写真（2001年12月）。セルフケアを少しさぼり気味のようである。歯間乳頭部に炎症を認める部位がある。

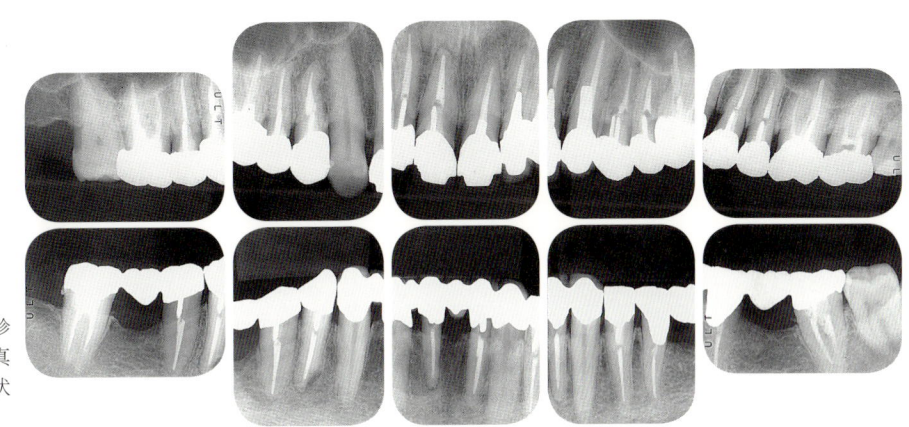

図7 メインテナンス1回め（初診より2年4ヵ月後）のエックス線写真（2001年12月）。下顎前歯部は、骨の状態も安定してきた。

図8 メインテナンス1回め（初診より2年4ヵ月後）のプロービングチャート（2001年12月）。歯周ポケットは改善しているが、口蓋側、舌側に多くのBOPを認める（25%）。

Part 3 **メインテナンスに関する悩み**

メインテナンス2〜5回めの口腔内

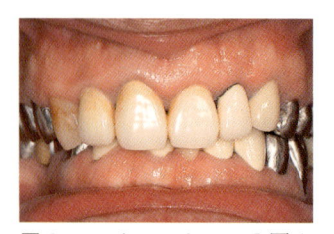

図9 メインテナンス2回め（初診より2年11ヵ月後）の口腔内写真（2002年7月）。2列歯ブラシの使用を中止し、歯間ブラシが定着してきた。やや歯肉退縮してしまった。

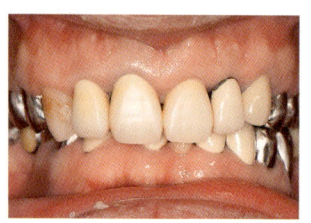

図10 メインテナンス3回め（初診より3年6ヵ月後）の口腔内写真（2003年2月）。2｜3間の歯肉も改善した。

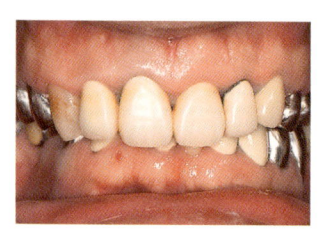

図11 メインテナンス4回め（初診より3年11ヵ月後）の口腔内写真（2003年7月）。体調、口腔内に著しい変化はない。

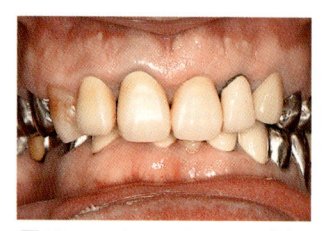

図12 メインテナンス5回め（初診より4年6ヵ月後）の口腔内写真（2004年2月）。やや乾燥気味だったため、洗口の継続とよく噛むことを指導した。

実なものにするため、補助用具を2列歯ブラシから歯間ブラシ（DENT‐EX、SS：ライオン）に変更していただいています。

（2）2〜4回め

2回めのメインテナンスでは、体調も良好で、口腔内はとてもきれいに管理できていました（図9）。歯間部のプラークコントロールも良くなり、2｜3の炎症も退きました。続く3回め、4回めのメインテナンスでも、安定していました（図10、11）。

（3）5回め

5回めのメインテナンスでは、体調、服用薬に変化はないものの、口腔内がやや乾燥気味でした（図12）。服用されている降圧剤の「デタントール®」は、副作用として口が渇く場合があることから、唾液分泌が抑制されているのかもしれません。少し粘性も強くなっている感じも受けました。そこで、さっぱり

感を求めるために洗口の継続と、よく噛み刺激性の唾液を出すことをおすすめしました。

この頃まで、6ヵ月間隔のメインテナンスにしっかり足を運んでくださいました。しかし、その後から少しずつメインテナンスの間隔が空いてきてしまいました。リスクは高いのですが、症状がないため安心してしまったのか、または、お仕事が忙しかったのか、術者としては不安が残ります。

（4）6回め

6回めのメインテナンスでは、前回のメインテナンス時より口腔内はすっきりしているものの、依然として乾燥状態に変わりはありませんでした（図13）。やはり唾液の粘性も強いため、洗口とよく噛むことは続けてくださっています。歯間乳頭部は、少しずつ成熟しつつあり、安定している印象を受けました。エックス線写真所見と

して（図14）、初診時は認められなかった1｜1間の白線が確認でき、骨の安定も推測できました。また、歯周ポケットは全体的にほぼ3mm以内を維持できています。BOPに関しては、口蓋側、舌側に出血点が残るものの、全体的には12％とかなり減少しました（図15）。

（5）7回め

7回めのメインテナンスでは、前回も口腔内の乾燥傾向が気になっていたので、唾液分泌量を計測したところ、1分間に2ml分泌されていました。これは正常範囲内であり、刺激性唾液の分泌量は問題のないことがわかりました。しかし、スケーリング時の印象として安静時の唾液はあまり分泌されていない気がします（126ページ図16）。降圧剤の影響でしょうか？　しかし、患者さんには刺激性の唾液量は正常で問題ないと説明するにとどめてしまいま

歯肉増殖症患者さんのメインテナンス、難しいんです！

メインテナンス6回めの口腔内

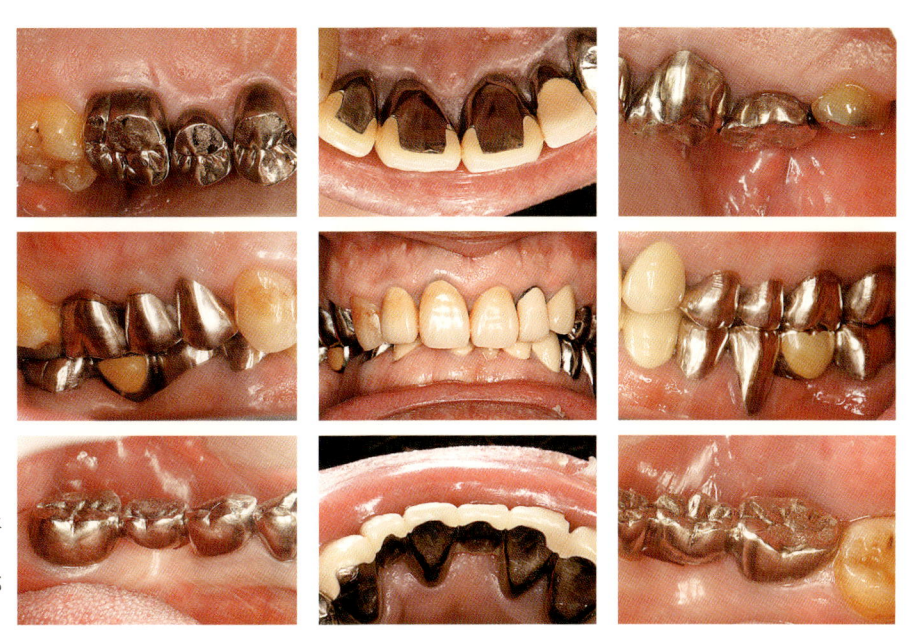

図13　メインテナンス6回め（初診より5年2ヵ月後）の口腔内写真（2004年10月）。体調、薬剤ともに変化なし。口腔内は乾燥気味だが、歯間乳頭部は少しずつ成熟しつつある。

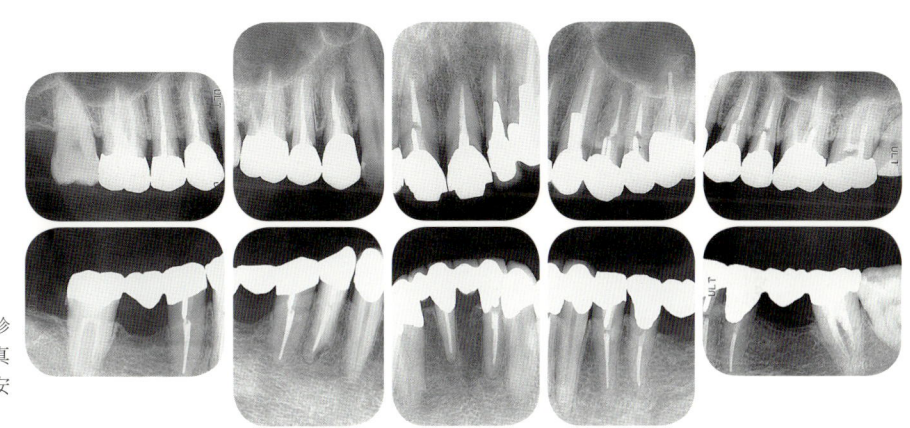

図14　メインテナンス6回め（初診より5年2ヵ月後）のエックス線写真（2004年10月）。全体的に骨の状態も安定してきた。

図15　メインテナンス6回め（初診より5年2ヵ月後）のプロービングチャート（2004年10月）。BOPは12%。

Part 3 メインテナンスに関する悩み

メインテナンス7回め

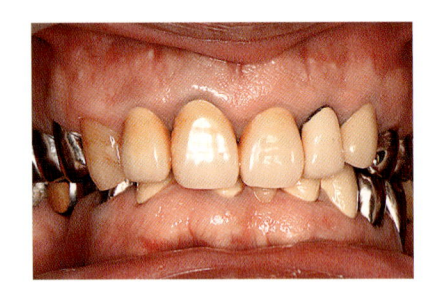

メインテナンス8回め

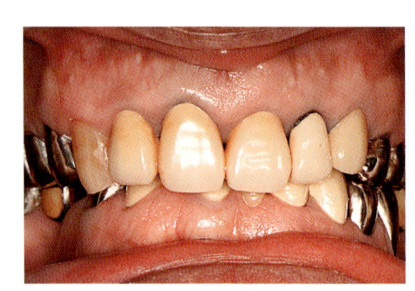

図16｜図17

図16 メインテナンス7回め（初診より5年8ヵ月後）の口腔内写真（2005年4月）。口腔内は乾燥気味だったが、刺激性唾液の分泌量に問題はなかった。

図17 メインテナンス8回め（初診より6年6ヵ月後）の口腔内写真（2006年2月）。前回より、1年間隔が空いてしまった。

した。もっと良いアドバイスはなかったかと、反省しています。

（6）8回め

8回めのメインテナンスは、前回より1年後の来院となりました。生活背景としてお仕事が忙しかったようです。口腔内をみると、歯肉縁上プラークコントロールは良好です。患者さんの判断で歯間ブラシの使用をやめ、歯間部は2列歯ブラシを用いたつっこみ磨きにより、上手に管理できていました。歯肉の状態も安定し、色も良い印象を受けました（図17）。

しかし、悪化はしていないものの、やはり全身疾患があることから、油断をすると悪化するおそれもあります。あらためて、メインテナンス時の情報収集やきめ細かいチェックが大切だと感じました。患者さんにも、再度定期的なメインテナンスの必要性を伝えました。

悩みに対して私がしたこと・考えたこと

本症例に対して、私が悩み考えたことをまとめてみました。
① リスクが高いのに症状がないことから、患者さんのモチベーションが下がってしまう。しかし、術者としては不安がある。モチベーションを維持するにはどうしたらよいのか？
② セルフケアグッズの選択にこれまで試行錯誤してきたが、これでよかったのか？
③ 唾液分泌量が低下してきている印象を受けるが、どう対処していったらよいのか？

この3つの悩みについて、私なりに考えてみました。①に対しては、転薬により前歯部の歯肉増殖が著しく変化しました。しかし、歯肉の線維化が進み、色も何となくすっきりしません。はたして、治ってきているのでしょうか？ やはり、薬の影響が歯肉に出ているのでしょうか？

初診時は、歯ブラシを当てられないほど、ブラッシングによる出血がありましたが、現在は出血もなく自覚症状がないため、患者さんは「治った」と思っているのかもしれません。そのせいか、メインテナンスの間隔が空いてきています。生活背景の変化などさまざまな事情があるとは思いますが、「治った」のではなく、「病状が安定している状態」であることを伝え、全身疾患と口腔内とのかかわりをあらためて患者さんに理解していただきたいと思います。そして、今後も末永く「再発予防」と「病状の安定」を目標に来院していただけるよう、再度モチベーションを図ってみたいと考えています。

②に対しては、いろいろ試行錯誤してきましたが、最終的にはやはり患者さんが使いやすく、そして続け

られる補助用具が一番だということを痛感しました。プラークコントロールの効果や良くなることばかりに目がいきすぎるのも良くありません。歯肉の質などにも目を向け、補助用具だけでなく、歯ブラシの硬さの選択に関するアドバイス、ブラッシング圧などに対する指導もとても大切だと思っています。

③に関しては、通常の患者さんより唾液分泌量が減少している印象を受けます。原因として、降圧剤の副作用が考えられます。現在、刺激性の唾液量は正常ですが、安静時はあまり分泌していない感じがします。洗口やよく噛むことなどの指導しかできず、もっと効果的な方法はないかと悩んでいます。次回のメインテナンス時に、安静時の唾液分泌量も計測してみて、その結果によっては、再度主治医に現在の症状を照会し、転薬や薬剤の減量が必要と考えています。

今後の課題

本症例は、降圧剤による歯肉増殖症の患者さんでした。患者さん、脳神経外科医、歯科医師、私とそれぞれの役割を果たしながら手探りの状態で治療を進めました。超高齢社会を迎え、今後ますます有病者の歯科受診が増えてくることが予想されます。そのため、正しい知識と適切な対応がより大切になってくると思います。

そして、こうしたさまざまな患者さんへ理解を求める際は、一方的ではなく、私自身もっと日々勉強し、人間性も含め多くのことを学ぶ必要があるとあらためて感じました。

その後の経過〜今思うこと〜

本欄は、月刊『歯科衛生士』掲載以降に新たに執筆した内容です。

その後のメインテナンス時に、安静時の唾液分泌量を計測したところ、正常値で問題ないことがわかりました。ご本人も特に自覚症状はなく、体調・口腔内ともに安定している印象を受けました。

それ以降も、半年間隔のメインテナンスに4回来院されました。プラークコントロールとして2列歯ブラシの使用も引き続き行っており、患者さんの役割をしっかり果たしてくださっています。現在は病状も安定しているため、あまり患者さんを追いつめず、サポーターとして引き継ぎを行い、現スタッフにしっかりと対応してもらっております。

参考文献

1. 財団法人ライオン歯科衛生士研究所(編). 新しい健康科学への架け橋 歯周病と全身の健康を考える. 東京:医歯薬出版, 2004.
2. 佐々木次郎, 西田紘一, 鳥居正雄, 吉田清幸(編). 歯科医の知っておきたい医学常識103選. 東京:デンタルダイヤモンド社, 1996.
3. 橋本賢二(編). 月刊「デンタルハイジーン」別冊 知ってて安心!全身疾患ガイド. 東京:医歯薬出版, 2001.
4. 道 健一, 古屋英毅, 作田正義, 久保木芳持(編). 歯科医のための全身の見方. 東京:デンタルダイヤモンド社, 1995.
5. 山本浩正. 歯科衛生士のためのDr. Hiroの超明解ペリオドントロジー. 東京:クインテッセンス出版, 2004.
6. 三上直一郎, 波多野映子, 島田昌子(編). 月刊「デンタルハイジーン」別冊 歯肉縁上のプラークコントロール セルフケアをサポートする. 東京:医歯薬出版, 2004.
7. 北河原健, 新田 浩, 品田和美, 島田昌子, et al(編). 月刊「デンタルハイジーン」別冊 歯肉縁下のプラークコントロール. 東京:医歯薬出版, 2002.
8. 岡本 浩(監修). 歯科衛生士別冊 これ一冊でわかるサポーティブペリオドンタルセラピーのすべて. 東京:クインテッセンス出版, 1999.
9. 花田信弘(監修), 武内博朗(編集), 丸森英史, et al(著). 目的別PMTCとオーラルケア—バイオフィルム制御とオーラルケアの到達点—. 東京:クインテッセンス出版, 2006.

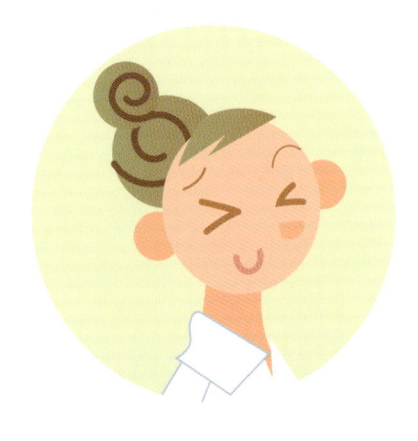

Part 3 メインテナンスに関する悩み

CASE 14

私の悩みを聞いてください！

メインテナンス中の暴発期は予測できるの？

岩田美紀／いとうデンタルクリニック

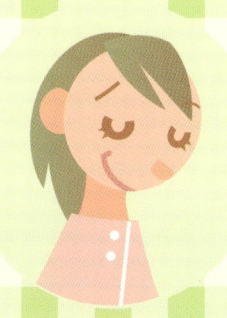

　私たちは、日々の臨床の中で患者さんのプラークコントロールや歯肉の状態、骨形態などいろいろな情報をもとにメインテナンスのメニューや次回の来院間隔などを決めています。通常は3～4ヵ月間隔が多く、その間の変化をメインテナンス時の限られた時間内でみつけなくてはなりません。

　そのため、メインテナンスに移行する前には、ハイリスク部位とローリスク部位をきちんと把握しています。ハイリスク部位の方が明らかに暴発する確率が高いと考えられるため、良好な経過をたどりやすいローリスク部位より、注意深く予後を見ていく必要があるからです。とはいえ、そうやって観察していても、暴発してくることはあります。それが「あ～やっぱり」と思えるハイリスク部位なら理解もできるのですが、中には、良好だったローリスク部位が暴発期を迎えてしまうことがあります。

　今回は、プラークコントロールのよくなってきていた患者さんのローリスク部位に暴発が起こってしまった症例を挙げ、なぜそのようなことが起こったのか自分なりに考えてみたいと思います。

Part 3　メインテナンスに関する悩み

初診時データ

患　者：65歳・女性
初診日：2002年3月
主　訴：2̄の前装部破折
口腔内所見：プラークコントロールは悪く、歯肉の発赤・腫脹あり。4̄は残根

エックス線写真所見：全体的な水平性の骨吸収および一部垂直性の骨欠損あり、中等度歯周炎と診断
既往歴：全身疾患なし
喫　煙：なし
ブラッシング習慣：朝晩2回、1分程度

私の悩み～ローリスク部位の暴発について～

1 初診から治療終了までの経過

患者さん（Kさん）は、2002年3月、2̄の前装部破折で来院された65歳の女性です。「近々親戚の結婚式なので、とりあえずそこだけを治してほしい」とのことでしたが、診査すると、4̄は残根状態、プラークコントロールは悪く、歯肉の発赤・腫脹がみられ、歯肉縁上歯石もかなり付着している状態でした。エックス線写真からは全顎的に水平性の骨吸収がみられ、プロービング検査では出血が多く、臼歯部や隣接面で深い歯周ポケット（以下ポケット）を認めました（図1～3）。そのため、口腔内の状態を説明し、歯周基本治療を行うことになりました。

まず、担当歯科衛生士によって、情報収集およびモチベーションが行われました。当時のカルテをみると、Kさんは息子さん夫婦が経営している会社の手伝いをされているそうで、全身疾患や喫煙はなく、間食は仕事中のお茶の時間に、少し甘いものをつまむ程度でした。歯磨きは、朝・晩2回で1分程度行うとのことでした。また、口臭がありましたが、患者さんの自覚症状はありませんでした。

その後、ブラッシング指導（OHI）、スケーリング・ルートプレーニング（SRP）と順調に歯周基本治療が進み、補綴治療を終えた2004年7月、メインテナンスに移行しました。

2 課題はプラークコントロールの安定

2005年11月より、当時の担当歯科衛生士から引き継ぎ、私が担当させていただくことになりました。Kさんの情報は、前任のカルテから知ることができました。その中には、メインテナンス間隔やメニューについても記載がありました。

Kさんはプラークコントロールが安定しなかったため、月に1度のメインテナンスを行い、OHIとデブライドメント、PMTCを1年以上続けている状態でした。しかし、プラークコントロールに大きな変化はなかったようです。何とか悪化しないようにみていこうという"妥協的メインテナンス"を行っている状態でした。

私は、この先ずっと1ヵ月間隔でメインテナンスを行っていくのはKさんも大変ではないか？　また、本当に1ヵ月間隔でなくてはKさんの健康は守ることができないのか？　と、疑問に感じました。そこで、どうにかセルフケアのレベルを上げて、メインテナンス間隔を開けていきたいと考えました。

引継ぎ時のKさんの口腔内は、隣接面にプラークが残っており、歯肉の発赤、歯間乳頭部の腫脹がありました。全体的にファセットもみられ、上顎前歯部は軽くフレアーアウトし、フレミタスがありました（132ページ図4）。また、5̄には2度の動揺が確認できましたが、プ

メインテナンス中の暴発期は予測できるの？

初診時の口腔内

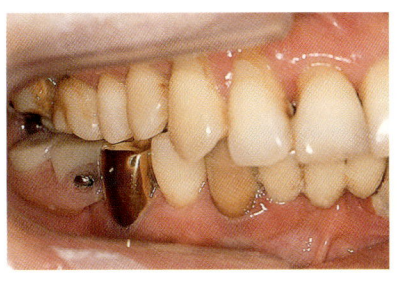

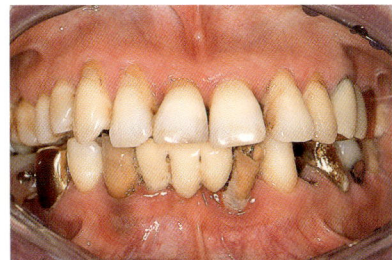

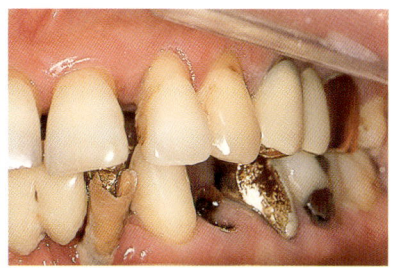

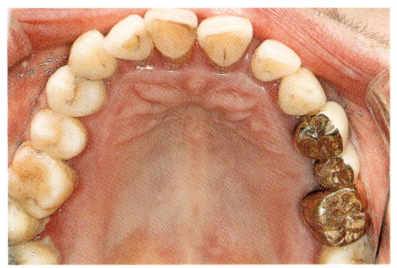

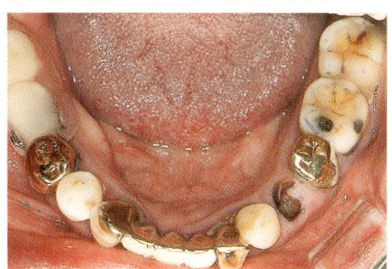

図1　初診時の口腔内写真（2002年3月）。プラークコントロールは悪く、歯肉の発赤・腫脹がみられる。歯肉縁上歯石もかなり付着している。4は残根状態である。

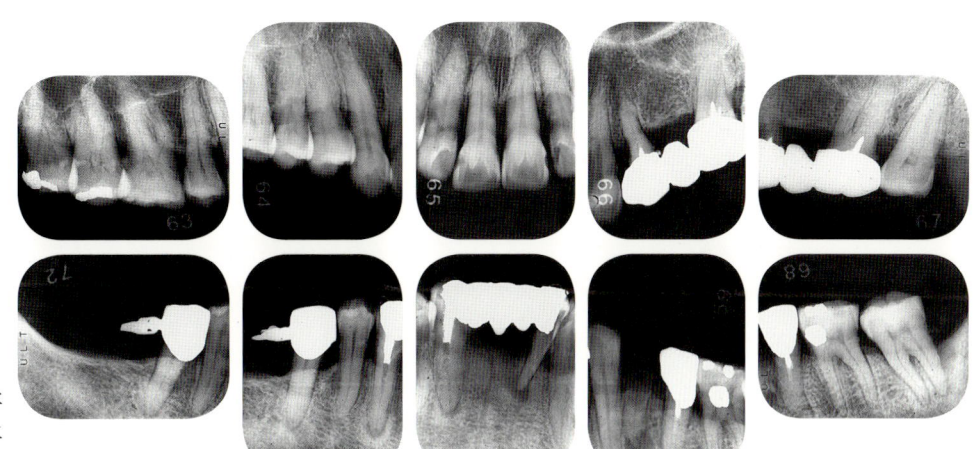

図2　初診時のエックス線写真（2002年3月）。全顎的に水平性の骨吸収がみられる。

図3　初診時のプロービングチャート（2002年3月）。出血が多く、臼歯部や隣接で深いポケットがみられる。

Part 3　メインテナンスに関する悩み

メインテナンス2年め（担当引継ぎ時）の口腔内

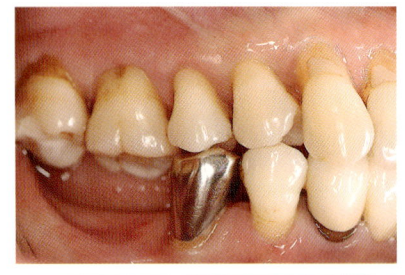

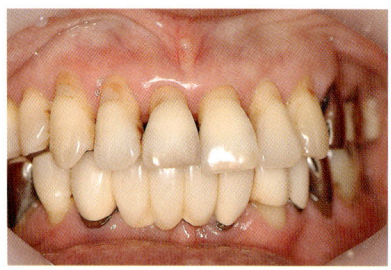

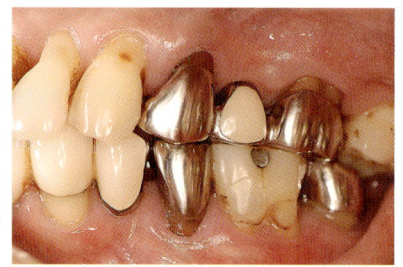

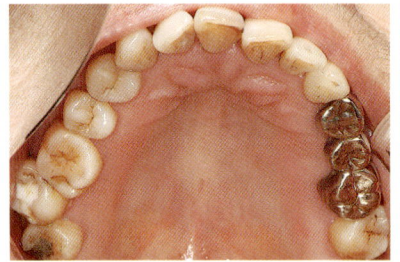

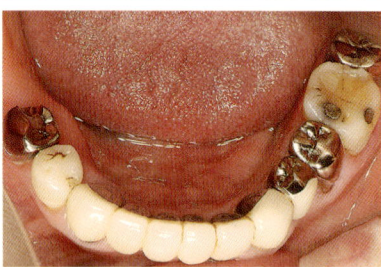

図4　担当引き継ぎ時の口腔内写真（2005年11月）。メインテナンス2年め。隣接面にプラークが残り、歯肉の発赤、歯間乳頭部の腫脹、全体的なファセットもみられる。また、上顎前歯部は軽くフレアーアウトし、フレミタスもある。5|には2度の動揺が確認できたが、出血やポケットはなかったため、経過観察となった。

ロービング検査では、出血はなくポケットもなかったため、このまま経過観察となりました。

こうしたことから、Kさんの口腔内における1番の問題は、プラークコントロールが安定しないことだと感じました。当時Kさんは、定期的な口腔内写真やエックス線写真撮影などの資料採得の時期を3ヵ月後に控えていたこともあり、その検査結果から、今後のことを判断することにしました。それまでは、今まで通り1ヵ月間隔でメインテナンスを行い、その間は再教育に力を注ぎました。

❸メインテナンス間隔の変更

2006年2月に資料をそろえて全体を確認してみると、プラークが隣接面の歯頚部にうっすら確認できました。プロービング検査では出血はあるものの、にじむ程度でした。また、エックス線写真からは歯槽硬線が確認できました。気になっていた5|の動揺は1度になり、ポケットも3mmのままで心配していたプラークコントロールも安定してきました（図5～7）。

そのため、1ヵ月ごとのメインテナンスの必要はないと判断し、状況に応じて、2～3ヵ月間隔でメインテナンスを続けていくことにしました。

❹ローリスク部位の暴発

その後、毎回プラークを染め出し、術者が手を添えて一緒に磨くなど、ブラッシングを徹底した結果、メインテナンスに入り約4年めの2007年5月には、O'Learyのプラークコントロールレコード（PCR）は、17％にまで大きく改善しました。

ところが、このとき5|に浮腫性の腫脹と発赤がみられました。プロービング検査をすると、近心舌側に8mmのポケットがあり、流れるような出血もありましたが、患者さんに自覚症状はなく痛みもないとのことでした（134ページ図8）。

この部位は、初診時キーアンドキーウェイを装着していましたが、動揺がみられたため、使用を中止していただき、動揺が治まってから補綴物を製作し直しています。なお、欠損部に部分床義歯を入れなくても、Kさん自身がしっかり噛めるとのことでしたので、義歯は新製していません。

メインテナンス中の暴発期は予測できるの？

メインテナンス2年半め（精密検査時）の口腔内

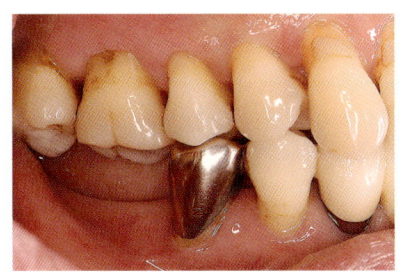

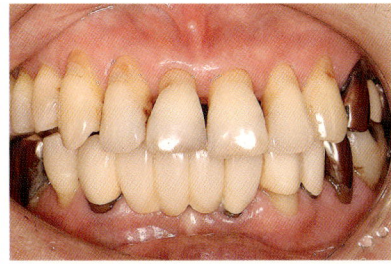

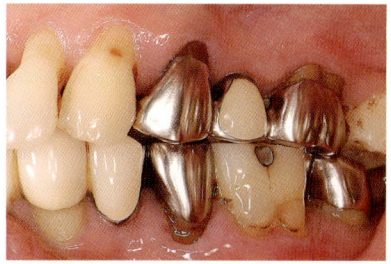

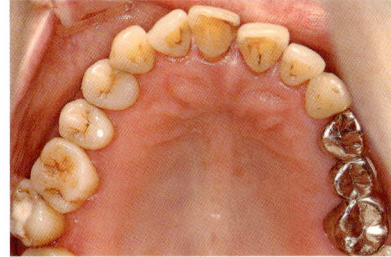

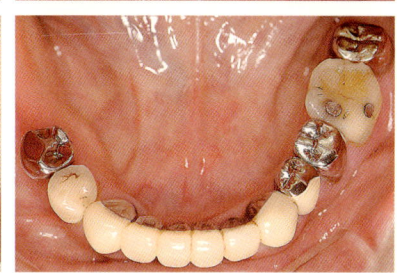

図5 精密検査時の口腔内写真（2006年2月）。メインテナンス約2年半め。隣接面の歯頸部にうっすらとプラークが確認できる。

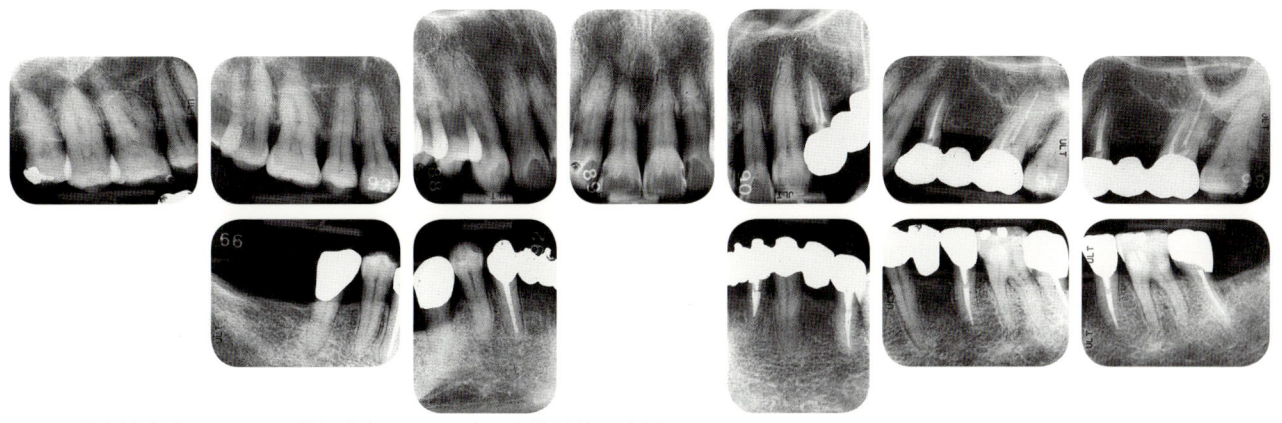

図6 精密検査時のエックス線写真（2006年2月）。歯槽硬線が確認できる。

図7 精密検査時のプロービングチャート（2006年2月）。5┐の動揺は1度になり、ポケットも3mmのままで安定している（初診時以外、3mm以下は記入せず）。

Part 3 メインテナンスに関する悩み

メインテナンス4年め（ローリスク部位の暴発1回め）のプロービングチャート

図8 ⑤の1回めの暴発時のプロービングチャート（2007年5月）。浮腫性の腫脹と発赤がみられたため、検査を行うと近心舌側に8mmのポケットと流れるような出血が認められた。なお、このとき口腔内写真とエックス線写真は撮影していない。

ローリスク部位の暴発2回め

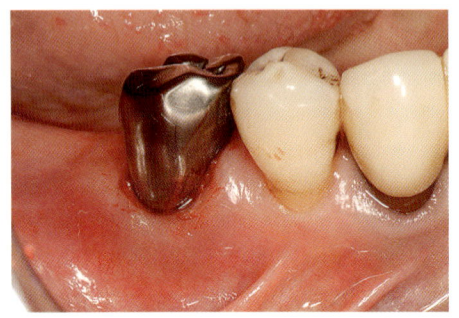

図9 1回めの暴発から約3ヵ月後（2007年9月）。またしても⑤の近心に浮腫性の腫脹・発赤が認められた。

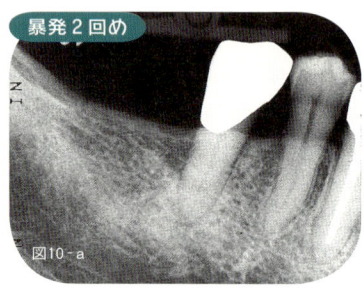

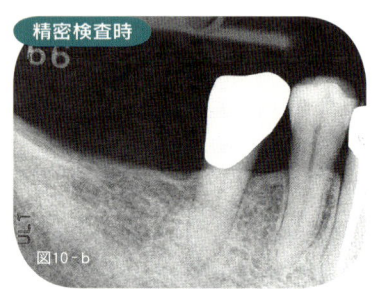

図10-a, b 1回めの暴発から約3ヵ月後のエックス線写真（図10-a：2007年9月）と前回の撮影時（図10-b：2006年2月）を比べると、骨吸収が進んでいるのがわかる。

　これまでローリスク部位で安定していただけに、その暴発にとても驚きました。実際、前回まではポケット3mm以下で所見も問題なく、異変を感じていませんでした。ところが、今回根面を触ると、ポケット底部あたりに、少しざらつきとステップがあるように感じました。このとき、私は取り残した歯石が原因で暴発を起こしたと思い、まずは原因の除去をしなければと、歯科医師の指示のもとルートプレーニングを行いました。

　1ヵ月後に状態を確認したところ、腫脹・発赤、出血もおさまっていました。私はこれで落ち着いたと判断し、他に問題はなく、プラークコントロールも変わりないので、再び3ヵ月ごとのメインテナンスに戻すことになりました。

⑤おさまらない暴発

　しかし、約3ヵ月後またしても⑤の近心に浮腫性の腫脹・発赤が認められました（図9）。ポケットは9mm、出血もだらだら流れるような感じがあり、動揺も3度で、かなり対合歯と強く接触していました。2006年の精密検査時と比べると、エックス線写真からは骨吸収の変化が読み取れます（図10）。こうした状況から、歯科医師による咬合調整と洗浄が行われました。

　1週間後診査すると、根面は滑沢化されているものの付着は甘く、近心頬側から遠心頬側に

134

メインテナンス中の暴発期は予測できるの？

2回めの暴発後の5̅の経過

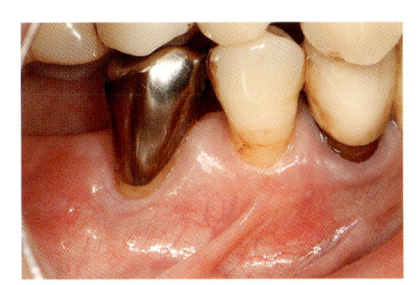

図11　2回めの暴発から1週間後（2007年9月）。付着は甘く、近心頬側から遠心頬側にかけて8mmのポケットが認められた。

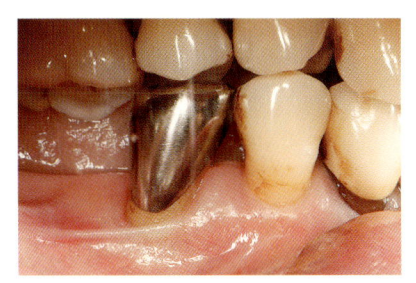

図12　2回めの暴発から1ヵ月後（2007年10月）。大きな変化はみられない。

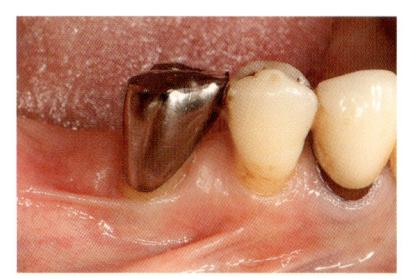

図13　最新メインテナンス時（2007年12月）。5̅は小帯にひっぱられ、粘膜のようになっている。

最新メインテナンス時の口腔内

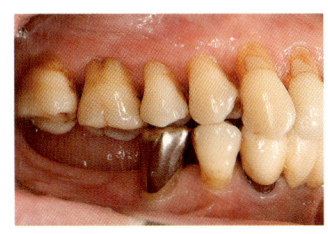

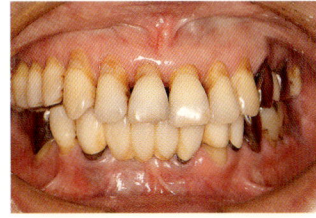

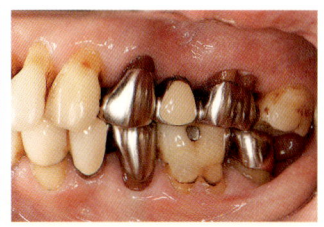

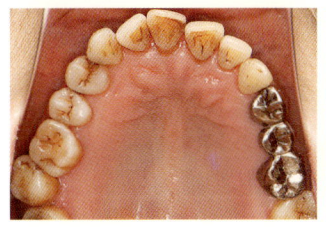

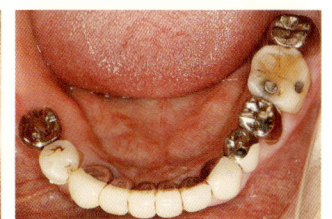

図14　最新メインテナンス時の口腔内写真（2007年12月）。全体的にプラークコントロールは安定している。

かけて8mmのポケットが認められました。また、歯肉は付着がなく粘膜のようであり、さらに小帯にひっぱられていたことから、治癒を期待することはできないと思いました（図11）。

そこで、Kさんと相談した結果、当面は延命処置を行い、将来的には抜歯後、部分床義歯を入れることになりました。Kさんは以前キーアンドキーウェイを使用していたので、部分床義歯になることに対しては、それほどに抵抗はないようですが、やはり抜歯することをさびしく感じるようで、表情は少し暗くみえました。

患者さんに快適に過ごしていただけるようにメインテナンスを行ってきたはずなのに、結果として歯を良い状態で維持することができなくなり、悲しい選択をさせてしまったことに対して、私自身とてもつらかったで

す。また今回の症例では、急発といえば、必ず痛みがあるだろうと漠然と思っていた私ですが、静かに起こる暴発期があることを知りました。

その後、しばらくは月に1度来院していただき、メインテナンスを行っていましたが、状態に変化はありませんでした（図12）。ただ、動揺は1度になり、ポケットは頬側が4～7mmで落ち着いているようです。出血

135

Part 3　メインテナンスに関する悩み

最新メインテナンス時のエックス線写真&プロービングチャート

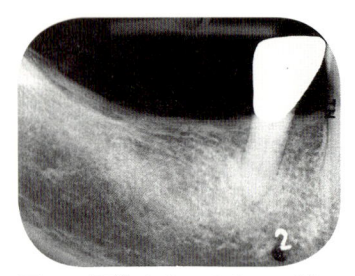

図15　最新メインテナンス時のエックス線写真（2007年12月）。暴発期と比べて骨吸収像が小さくなったようにみえる。感染がコントロールされたことにより、ミネラル分が戻ってきたためと思われる。

図16　最新メインテナンス時のプロービングチャート（2007年12月）。$\overline{5|}$のポケットは、4〜7mmで落ち着いている。

はにじむ程度ですが、歯肉の形態を考えるとポケットの改善を期待することは難しく、ディープサルカスとして管理していくことにしました（図13〜16）。

この時点でプラークコントロールは安定していたため、Kさんとも相談して、2007年までは月に1度のメインテナンスとし、2008年からは状態に応じて間隔を2〜3ヵ月開けていく計画でいます。

悩みに対して私がしたこと・考えたこと

今回の症例を通じて、私が疑問に感じたことを整理してみると、以下の2点になります。

①安定していた部位に暴発が起こったのはなぜなのか？
②それを予測できなかったのか？

これらについて、他院の歯科衛生士と意見交換を行う場がありましたので、私の考えといただいた意見を交えて述べていきたいと思います。

❶暴発が起こった原因

（1）見逃し

症状が出た$\overline{5|}$には、それまで深いポケットはなく、歯肉縁上のプラークコントロールも安定していました。その安心感から、十分な診査ができていなかったかもしれません。

■他院からの意見■

● 付着歯肉が少なかったため、プラークコントロールがうまくいかなかったのではないか？
● 患者さんがメインテナンスのタイミングに合わせて特に念入りに磨いていたために、来院時のプラークコントロールに問題が出なかったのではないか？
● 歯石が残ったまま、アダプテーションしていただけではないか？

（2）過重負担

下顎右側は短縮歯列であり、全体的にファセットもみられ、咬合力の

> メインテナンス中の暴発期は予測できるの？

強い方であることから、荷重負担と関係があったのかもしれません。

■他院からの意見■
- 荷重負担単独ではこのようなことにはならないため、必ず前段階で炎症（感染）が起こり、骨欠損が起こったのではないか？
- 二次性の咬合性外傷を起こしていたのではないか？

（3）破折
破折についても疑いましたが、破折線の確認ができなかったことと、ポケットの範囲が広いことから、可能性は低いと考えました。

（4）免疫力の低下
年齢的に、多少免疫力が低下していたことも1つの要因になったのではないだろうかと考えました。

❷暴発期は予測できたのか？

経過を追っていく中で、私は予想することができず、防ぐことができませんでした。

■他院からの意見■
- 暴発は突然起こるもので、予測はできなかったのではないか？

今後の課題

その後、自分なりに考え、さらに院内でも考察しました。今回の症例は、原因の1つに細菌感染があることは疑う余地がないと思います。しかし、それだけで暴発が起こったとは考えにくいのではないでしょうか。つまり、細菌感染という1つの因子だけで起こったのではなく、短縮歯列による荷重負担や加齢など、いろいろな因子が少しずつ重なり合って起こったのではないかと考えられると思いました。

また、今回の反省点として、最初の暴発時に資料をそろえずに処置を行ってしまったこと、暴発後のSRPできちんと感染除去ができていなかったことが挙げられます。

そして、いただいたアドバイスの中で考えさせられたことばがありました。それは「歯科衛生士が、細心の注意を払ってメインテナンスを行っても、予測できない暴発期に見舞われることはあると思う。大切なことは、患者さんが病気になる確率を減らし、少しでもよい状態が続くよう支援することではないか」というものです。

今回私はKさんの暴発期を予測し、未然に防ぐことができませんでしたが、この経験を活かして今後のメインテナンスでは、ローリスク部位にもこれまで以上に細やかな注意を払い、見る目を養っていき、少しでも患者さんに快適な生活を過ごしていただけるよう、さらに学び、努力していきたいと思っています。

その後の経過〜今思うこと〜

本欄は、月刊『歯科衛生士』掲載以降に新たに執筆した内容です。

本症例発表後2年が過ぎ、メインテナンス時にはプラークコントロール、出血、ポケットの変化などに注意を払い、そのときの状態によってメインテナンス間隔を変え管理してきました。現在、問題の 5̄ においては、近心に6mmのポケットが残り、出血は少しにじむ程度、遠心においては3mmのポケットで出血がない状態で経過観察しています。

今回のテーマである暴発期の予測については2年経った今でも正確に予測することは難しいものの、私たちが臨床の中でできることは、ポケット、出血、歯肉の状態、患者さんの変化する背景など、診査から得られた情報を元に暴発する確率を減らすことだと実感しています。

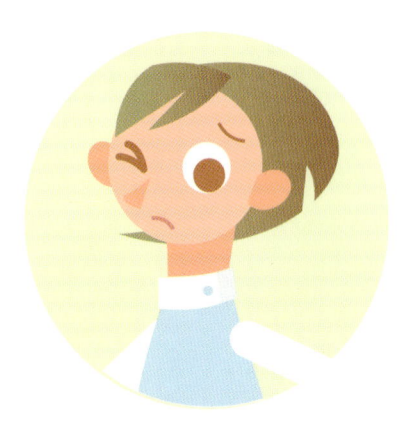

Part 3 メインテナンスに関する悩み

CASE 15

私の悩みを聞いてください！

高齢者のメインテナンスに不安を感じています

荒井和美／松田歯科クリニック

【アドバイス】
安生朝子／藤橋歯科医院

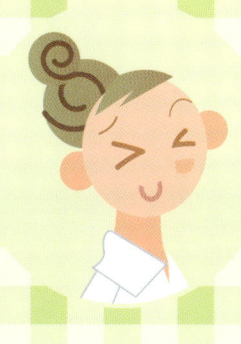

　私は、歯科衛生士になり13年めになります。現在、栃木県宇都宮市の松田歯科クリニックに勤務して7年めです。当院は、予防を中心としたシステムを目指して、日々臨床に取り組み、特に歯周治療に関しては、歯科衛生士による患者担当制としています。

　さまざまな患者さんと接する中で、今回は、高齢者のメインテナンスを行ううえで不安に思うことを、担当させていただいている患者さんの症例をとおして考えてみたいと思います。

Part 3 メインテナンスに関する悩み

初診時データ

患　者：72歳、男性
初診日：2003年2月
職　業：無職（以前、銀行勤務）
主　訴：前歯と奥歯がぐらついて痛む
口腔内所見：多量のプラーク付着、著しい歯肉の発赤・
　　　　　　腫脹、不適合補綴物・充填物
エックス線写真所見：全顎的に中等度～重度におよぶ
歯槽骨の吸収、重度歯周炎と診断
喫　煙：なし
既往歴：高血圧症、十二指腸潰瘍
服用薬剤：降圧剤（カルシウム拮抗薬：ニルジピン®）、
　　　　　胃薬（消化性潰瘍治療薬：マーズレンS®、消化酵素剤：
　　　　　ヨウラーゼF®）

初診時の口腔内

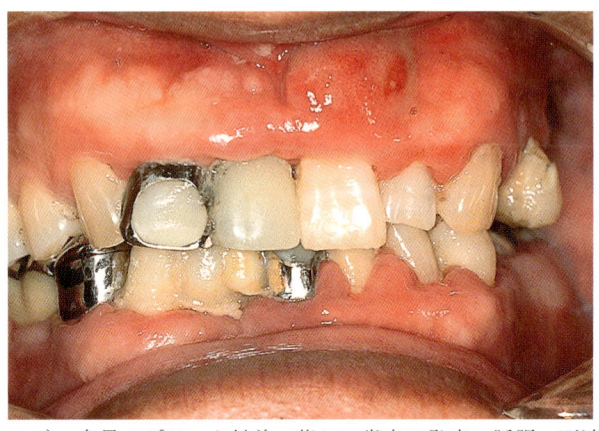

図1　初診時の口腔内写真（2003年2月）。多量のプラーク付着、著しい歯肉の発赤・腫脹、不適合補綴物・充填物が認められる。

私の悩み～高齢者のメインテナンスにおける注意点について～

1 初診時

　患者さんは、歯がぐらついて痛むことを主訴に、2003年2月に来院された72歳の男性です。当院で12年間メインテナンスを行っている患者さんの紹介で来院されました。歩行や動作がゆっくりで、お話がとても好きな真面目な方という印象を受けました。

　口腔内所見として、多量のプラークが全体的に付着し、歯肉の発赤・腫脹は著しく、排膿もみられ、強い口臭もありました（図1）。また、不適合な補綴物・充填物もみられ、上顎左側には部分床義歯を使用していました。しかし、その部分床義歯は装着後一度も外したことがないとのことで、外せるものであることをご存知なかったようです。

　既往歴は、高血圧症と十二指腸潰瘍があり、降圧剤（カルシウム拮抗薬のニルジピン®、副作用には連用による歯肉肥厚と記載あり）を服用されていました。歯科への来院は、5ヵ月前の部分床義歯装着が最後でしたが、それまでも問題が生じると通院

高齢者のメインテナンスに不安を感じています

診査時の口腔内

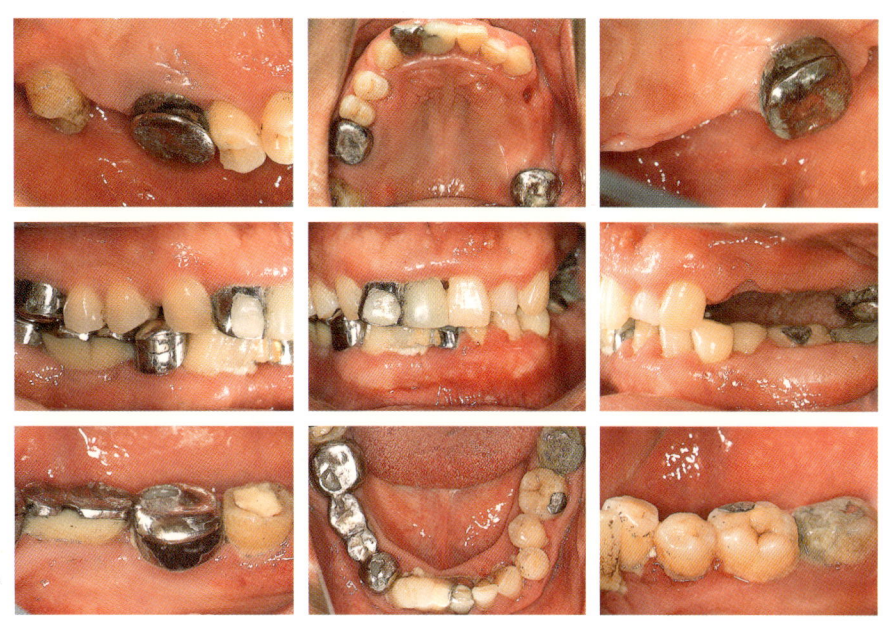

図2 診査時の口腔内写真（2003年3月）。多量のプラーク付着が認められ、強い口臭もある。全顎的に歯肉の発赤・腫脹が認められ、特に1 2 3の歯間乳頭腫脹は著しい。

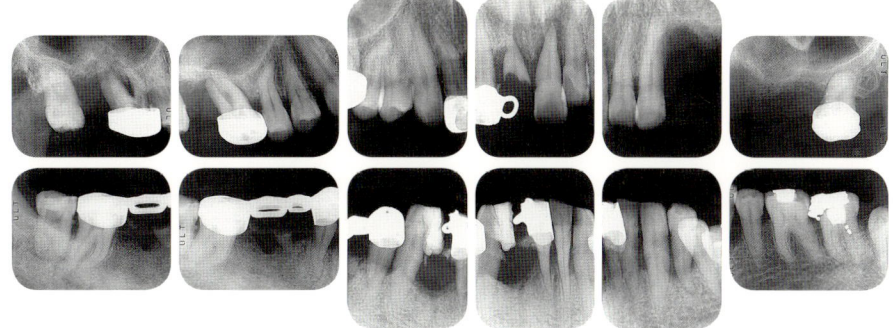

図3 診査時のエックス線写真（2003年3月）。全顎的に歯槽骨の吸収が認められ、6|1では根尖にまで及ぶ。エックス線写真からはより補綴物の不適合さが確認できる。

されていたそうです。

初診日には、院長より主訴である|4が保存不可能と診断され、抜歯となりました。その後院長によるカウンセリングが行われ、現状ならびに治療方針を説明し、歯周基本治療から行うことになりました。

2 診査時

まずは、診査資料として口腔内写真（**図2**）およびデンタルエックス線写真を撮影しました。エックス線写真からは、全顎的に歯槽骨の吸収がみられ、特に上顎では根尖にまで及ぶ吸収が認められる歯もありました（**図3**）。プロービング検査では、全顎的に深い歯周ポケットがあり、プロービング時の出血（BOP）、排膿が認められ、ほぼすべての歯に動揺がありました（**次ページ図4**）。そして、これらの結果から、重度歯周炎と診断されました。

これを受け、資料を見せながら患者さんに、現在の病態や歯周病の原因などをくわしく説明

141

Part 3　メインテナンスに関する悩み

診査時のプロービングチャート

図4　診査時のプロービングチャート（2003年3月）。全顎的に深い歯周ポケット、出血・排膿が認められ、ほぼすべての歯が動揺している。

TBI後の口腔内

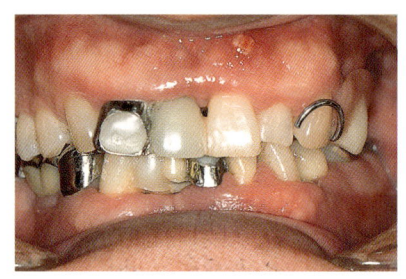

図5　TBI終了後、SRP直前の口腔内（2003年4月）。プラークコントロールの改善により、ブラッシング時の出血が減り、口臭も減少。しかし、|1 2 3 の歯間乳頭腫脹は著しい。

再評価時の口腔内＆プロービングチャート

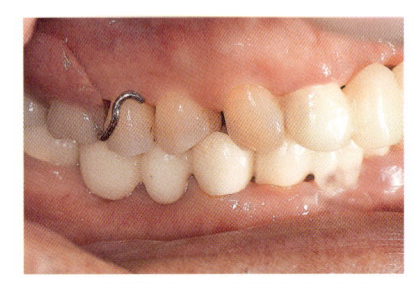

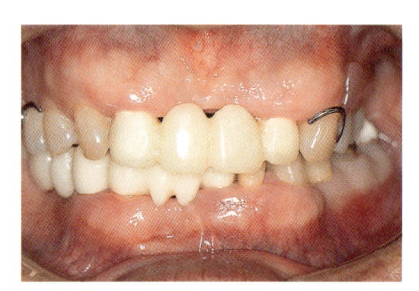

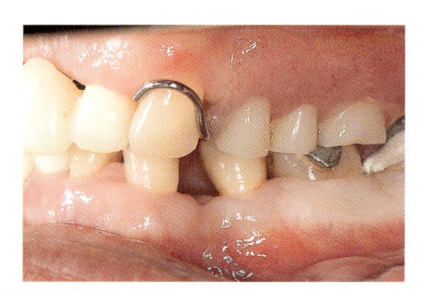

図6　再評価時の口腔内写真（2003年7月）。歯肉の発赤・腫脹は軽減し、歯肉の色の改善も認められる。

図7　再評価時のプロービングチャート（2003年7月）。改善はみられたが、まだ全顎的に深い歯周ポケットの残存が認められる。

しました。その際、年齢や理解力を考慮してゆっくりていねいに話すよう心がけました。

❸歯周基本治療

まず初めに、TBIから行いました。磨き方を確認すると、ブラッシング圧が強く、ストロークも大きく横磨きで磨いていました。そこで、歯頸部を意識して歯ブラシを当て、ブラッシング圧を弱め、歯間部に歯ブラシの毛先が届くように小さく動かすことをアドバイスして、練習を行いました。さらに、補助用具として、歯間ブラシの使用もおすすめしました。

すると、患者さんは説明をよく理解してくださり、真面目な性格ということもあって、プラークコントロールレベルは高

高齢者のメインテナンスに不安を感じています

治療終了時の口腔内

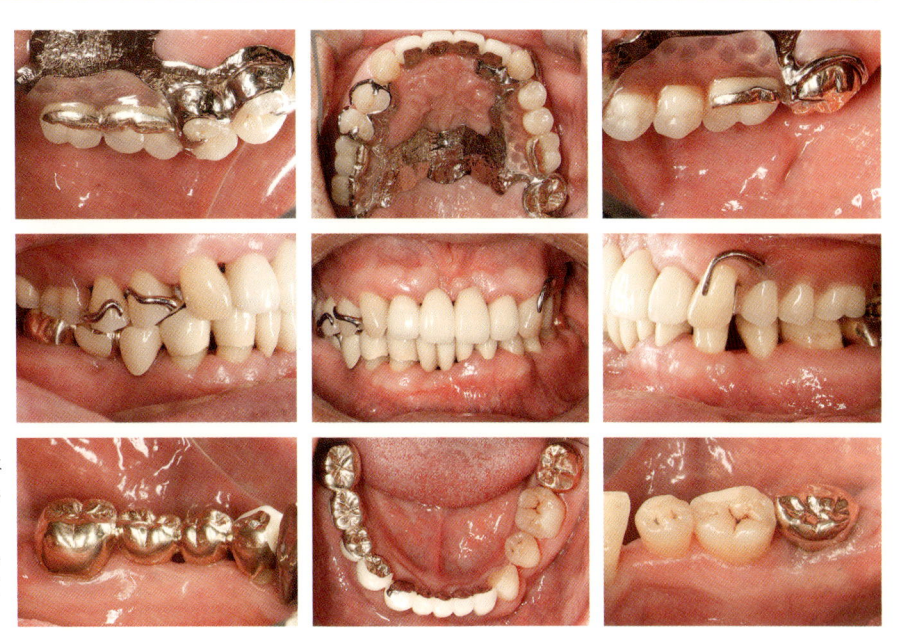

図8 治療終了時の口腔内写真（2004年9月）。初診から約1年半。補綴治療の結果、両側での咀嚼機能が回復した。プラークが残る部位もあるが、安定したプラークコントロールが維持されている。

まっていきました。その結果、当初あったブラッシング時の出血は減り、口臭も減りました。そしてプラークコントロールの改善により、患者さん自身も口腔内の爽快感が得られたようです。舌の感覚も回復し、補綴物の不適合さも舌で感じることができるようになってきました。さらに間食も減り、食片圧入を引き起こしやすい食品を控えるなど食生活にも変化が出てきました。

しかし、こうした努力にもかかわらず、歯肉の状態は、線維性のためかあるいは薬の影響なのか、変化するのに時間がかかったように思われます（図5）。

TBI後、無麻酔で6回に分けてスケーリング・ルートプレーニング（SRP）を行いました。そして、SRPと並行して保存不可能と診断された歯（6︎|1︎ |1︎ /4︎）の抜歯も行いました。

4 再評価

SRP後、不適合な補綴物を外し、上顎には両側性の治療義歯が装着されました。そして、2003年7月に再評価を行いました。この頃には、歯肉の発赤・腫脹は軽減し、歯肉の色も改善されました（図6）。しかし、プロービング検査で改善がみられたものの、まだ深い歯周ポケットが全顎的に残り、BOPも認められたため（図7）、ほぼ全顎的に歯周外科処置を行いました。処置後、一時期知覚過敏の症状が出ましたが、歯肉の安定を待ち、プロビジョナルレストレーションを装着しました。その後、PMTCを行いながら清掃性を確認し、再度TBIを行いました。全体的に、プラークコントロールレベルは向上したものの、年齢的に細かい部位のブラッシングは難しく、部分床義歯の鉤歯となる|7︎の孤立歯には、思うように毛先が届かないようでした。ストロークを小さくすることも困難なようでした。

また、プロビジョナルレストレーションによる経過観察の間に、8︎|に歯周疾患の急性症状が起き、鉤歯としては長期的安定が望めないため、抜歯となりました。さらに、|1 2は根尖病変ができてしまい、根管治療が行われました。その後、プロビジョナルレストレーションを参考に補綴物が作成されました。

143

Part 3　メインテナンスに関する悩み

治療終了時のエックス線写真＆プロービングチャート

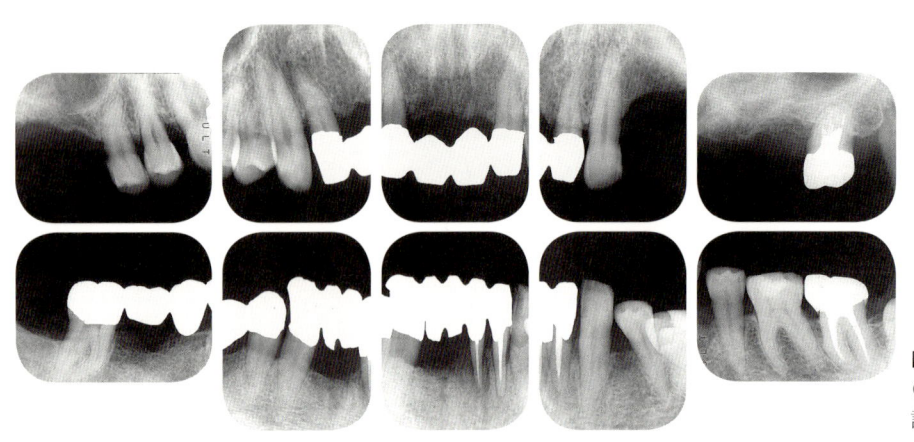

図9　治療終了時のエックス線写真（2004年9月）。歯槽骨頂の平坦化が確認できる。

図10　治療終了時のプロービングチャート（2004年9月）。歯周ポケットが残存する部位は、短期間のメインテナンスで経過をみていくことになった。

5 治療終了時

　ご自宅が遠いことや奥様の介護をされていたこともあり、通院は大変だったことでしょう。この年齢で、ここまで改善できたことはすばらしいと思います。プラークが残る部位はありますが、安定したプラークコントロールを維持しています（図8、9）。また、以前は右側でしか咀嚼していませんでしたが、両側でしっかりと咀嚼できるようになりました。プロービング検査では、部位により歯周ポケットの残存があるため、メインテナンスで経過をみていくことになりました（図10）。

　このような歯周ポケットの残存、プラークコントロールの状態などから、患者さんとも相談し、メインテナンスには、最初2ヵ月間隔で来院していただくことにしました。

6 メインテナンス1年め

　メインテナンスに入り1年経過時に診査を行いました。患者さんなりにセルフケアをがんばっていらっしゃいますが、ややプラークコントロールレベルが低下しています（図11、12）。ブラッシングテクニックに関しては、何度も練習してきましたが、これ以上の改善は難しいように思われます。また、プロービング検査では、|1 2の歯周ポケットに悪化がみられました（図13）。

＊＊＊

　このような高齢の患者さんにおいては、加齢にともなう全身的な変化、口腔内の変化が予測され、不安を感じています。今後、どのような点に注意し、メインテナンスを行っていけばよいのでしょうか。

高齢者のメインテナンスに不安を感じています

メインテナンス1年めの口腔内

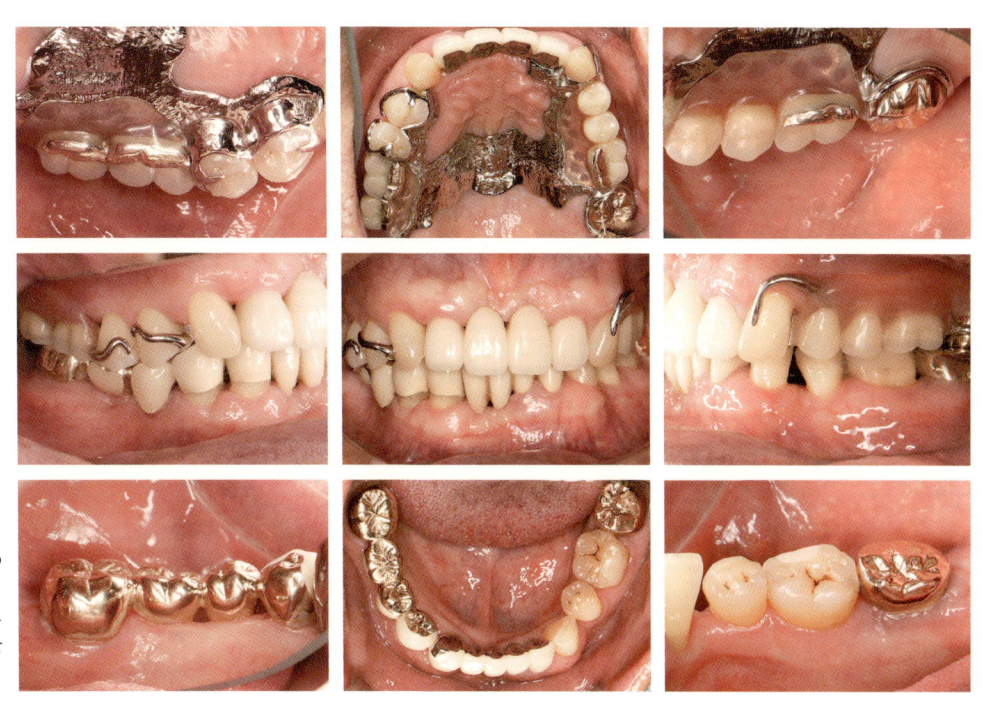

図11 メインテナンス1年めの口腔内写真(2005年12月)。治療終了時に比べややプラークコントロールレベルの低下がみられる。

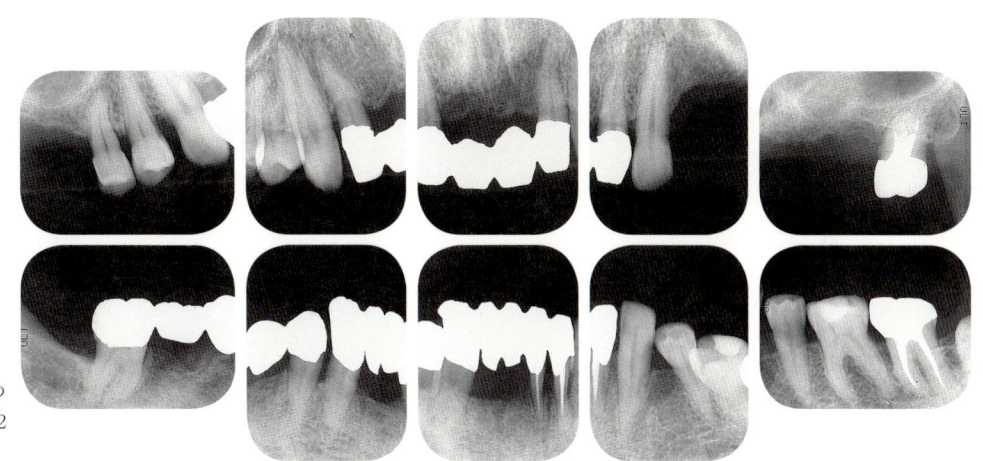

図12 メインテナンス1年めのエックス線写真(2005年12月)。

図13 メインテナンス1年めのプロービングチャート(2005年12月)。|1 2|は、歯周ポケットの悪化が認められる。何度か歯肉腫脹を繰り返しているため、再度歯周外科処置予定。

Part 3　メインテナンスに関する悩み

悩みに対して私がしたこと・考えたこと

1 服用薬剤の確認

メインテナンスでは、まず、生活環境、全身の健康状態や服用薬の種類や量に変更がないかを確認しています。患者さんは、初診時に確認していた既往歴の高血圧症、十二指腸潰瘍に加え、メインテナンス時にあらたに前立腺肥大が発見されて、さらに利尿剤の服用も加わりました。

このように、特に高齢者では全身疾患をお持ちの方が多く、それにともなう薬の服用も多いため、つねに確認が必要です。したがって、何か変化があったときに患者さん自ら伝えてくださるような信頼関係の構築が、とても大切となります。

2 口腔内診査

続いて口腔内を診査し、セルフケアの確認、必要に応じてTBIも行います。さらにプロービング検査後、デブライドメント、PMTCを行います。また、院長により義歯の状態や咬合などのチェック、調整もなされますが、現在のところ、義歯も咬合状態も問題なく安定しています。

3 唾液分泌量の変化

最近のメインテナンスの際に特に気になるのは、唾液の分泌量が少ないように感じることです。患者さんは何度も口唇をなめておりますし、口腔内を拝見していてもそう感じます。ご本人も口渇を感じ、水を1日2ℓは飲まれているそうです。

唾液分泌量の減少には、年齢や服用薬の副作用などさまざまな原因が考えられます。この患者さんの場合、唾液の分泌量減少に関係するものとして降圧剤と利尿剤が考えられます。治療の結果、咀嚼機能は回復できましたが、唾液の分泌量の減少により、今後口腔内にはさまざまな症状が出ることが予想されます。

う蝕リスク検査（サリバテスト）は、現段階では行っておらず、初診時の年齢による口腔内の状態を考えると、う蝕リスクはそれほど高くないように思われます。しかし、歯周外科処置を行った結果、根面が露出しているため、根面う蝕が心配です。

そこで、予防対策として、フッ化物配合歯磨剤の使用をおすすめし、飲食回数にも気をつけていただいています。特にアメをなめる習慣があったため、控えていただくようにもしました。また、唾液分泌を促進させるために、よく噛んで食べることもお話しました。

今後の課題

現在メインテナンスに入り2年が経過しようとしていますが、唾液分泌量は依然として変わっているようには感じません。幸いにも、現在のところう蝕は防ぐことができています。しかし、今後、加齢にともない今以上にリスクが高くなることが予想され、プラークコントロールも低下してしまうと考えられます。そのため、どうサポートできるかが不安です。

唾液分泌量の減少による口腔乾燥に関しては、さらに状態が悪化した際の対応として、湿潤剤（保水力のあるヒアルロン酸配合の洗口剤）の使用なども考えてはいますが、今まで使用したことがないため、どの程度の口腔乾燥状態に適応なのかという判断に悩んでいます。

超高齢社会の到来により、今後ますます高齢の患者さんが増え、あるいは、現在担当させていただいている患者さんの加齢にともない、このような悩みはつきないことと思います。患者さんが「健康で充実した齢を重ねる」ために、口腔から始まるアンチエイジングを歯科衛生士の立場からサポートしていけたらと思います。

そのためには、口腔だけでなく全身疾患やそれにともなう薬などさまざまな知識も必要であり、またより多くの経験を重ねることで確かな目を養うこと、そして何よりも患者さんと長いおつき合いができるような信頼関係を築ける人間性も必要であることを感じています。

高齢者のメインテナンスに不安を感じています

先輩歯科衛生士からのアドバイス
エイジングとのおつき合い
安生朝子／藤橋歯科医院

　世界一の長寿国である日本で仕事をする私たちにとって、「高齢化」現象は多くの課題を投げかけています。事実、私が歯科衛生士になった当時と現在とでは、1日の来院患者数における高齢者の割合は、確実に増加し続けております。こうした状況で、歯科衛生士業務を行うにあたっては、初診時に高齢者である場合と、継続して担当し高齢者になられた場合の2とおりの高齢者医療があり、どちらを担当するにおいても、口腔内だけでなく全身疾患や生活環境を理解しておかなければなりません。

　たとえば、私の担当するある患者さんは、55歳から75歳の現在までメインテナンスを継続する中で、降圧剤の服用や口渇を経験されてきました。また、最近ではプラークコントロールの変化もみられます。歯周治療後に装着された比較的シンプルな補綴物でさえも、歯頸部や最後臼歯部への歯ブラシの当て方の不十分さなどを感じております。そのため、メインテナンス間隔を短くしてのプロフェッショナルケア、サポートをと考えるのですが、来院そのものが家族の同伴によってとなると、これもそう簡単ではないようです。

　荒井さんの担当された症例では、早いうちからさまざまな角度からの診査、検査を実施されておられますし、資料の収集などをみても医院全体のシステム化がなされ、担当制という責任が十分果たされていると思います。

　そのうえで、今後も担当していくということは、患者さんの加齢という現実をも担当するわけですから、処方薬や生活背景の変化には、敏感かつ柔軟でいてほしいと思います。私たちは、ときに"体の変化""意識の変化"が口腔の変化にもつながることを忘れてはいけません。そして、私たちもいきいきとエイジングを目指しましょう。

その後の経過～今思うこと～

本欄は、月刊『歯科衛生士』掲載以降に新たに執筆した内容です。

　メインテナンスに入り5年が経過しましたが、その間、全身的には前立腺肥大は前立がんへと進行してしまい、放射線治療のため入院するなどの変化がありました。口腔内では、5｜4に歯周疾患の急性症状が起きたこともありましたが、現在は安定した状態で維持できています（図14）。

　メインテナンスの経過とともに、いろいろな変化が起きますが、そのつど柔軟に対応し、患者さんの気持ちに寄り添うことが今の私にできることだと思っています。メインテナンスに来院することが楽しみといってくださる患者さんの気持ちに、これからも応えていけたら幸いです。

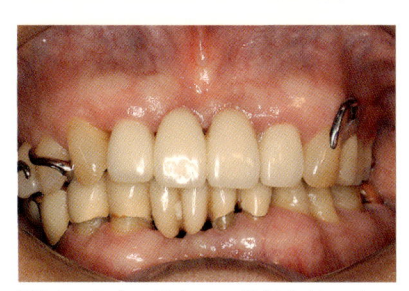

図14　メインテナンス5年め（2009年5月）。安定した状態を維持している。

参考文献
1. 木村　繁．2002年版医者からもらった薬がわかる本．東京：法研，2001．
2. 橋本賢二(編)．月刊「デンタルハイジーン」別冊　知ってて安心！全身疾患ガイド．東京：医歯薬出版，2001．
3. 柿木保明，西原達次(編)．月刊「デンタルハイジーン」別冊　唾液と口腔乾燥症．東京：医歯薬出版，2003．
4. 花田信弘(監修)，武内博朗(編集)，丸森英史，et al(著)．目的別PMTCとオーラルケア　バイオフィルム制御とオーラルケアの到達点．東京：クインテッセンス出版，2006．

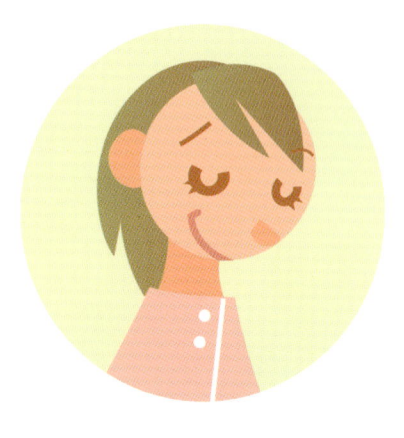

Part 3 メインテナンスに関する悩み

CASE 16

私の悩みを聞いてください！

インプラントに対するメインテナンス、これでいいの？

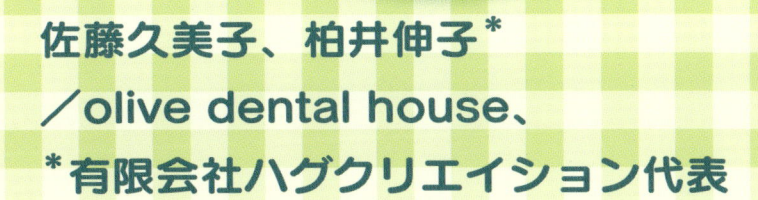

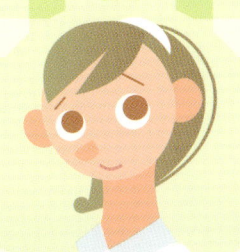

佐藤久美子、柏井伸子*
／olive dental house、
*有限会社ハグクリエイション代表

　私（佐藤久美子）は、今年で歯科衛生士7年めを迎え、最近はインプラントのメインテナンスを手がける機会が増えています。インプラントにおいては、必ずといっていいほど「天然歯よりバリアが弱い」といわれています[1,2]。これは、インプラントは天然歯と異なり、ヘミデスモゾーム結合が少なく、結合組織性付着や歯根膜がないため、生体防御・組織修復機構の面で弱いということです。そのため、確実にプラークコントロールされた状態では、天然歯とインプラントの周囲組織に臨床的な差異はありませんが、組織下にプラーク形成が起こると、インプラントの周囲組織では、早期に炎症が拡大すると報告されています[3]。また、組織学的にも天然歯の接合上皮に比べて、インプラント周囲組織は増殖能や抵抗性に劣るといわれています[4]。それゆえ、インプラントのメインテナンスにおいて、すべて天然歯と同様に考えるわけにはいきませんが、本を読んでも天然歯のようにくわしい術式が載っているものがなかなかみつかりません。
　そこで、インプラントのメインテナンスについて、天然歯との違いを踏まえ、先輩（柏井伸子）のアドバイスを元に、疑問点を整理したいと思います。

Part 3　メインテナンスに関する悩み

埋入直後のセルフケア

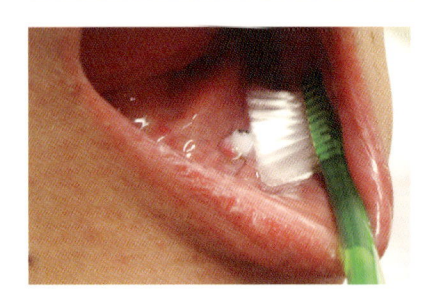

骨の治癒＆結合期間のプロケア

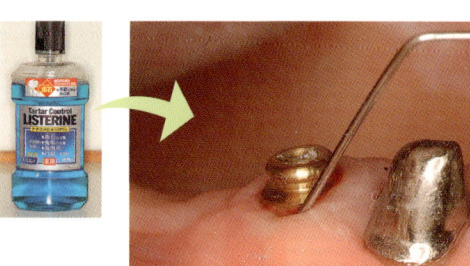

図1｜図2

図1　軟毛の歯ブラシで清掃していただく。SAM FRIEND、SUPER SOFT #300（SAM）を使用。
図2　周囲粘膜の接合を剥がさないように、圧力をかけずにLISTERINE®（ジョンソン・エンド・ジョンソン）とシリンジにて洗浄を行う。

私の悩み〜メインテナンス時のインプラントへの対応について〜

インプラントを長期的に安定維持させるためには、治療の各ステージでいかにプラーク付着を最小限にして、炎症を起こさせないようにするかがカギとなります。それゆえ、責任を担う歯科衛生士は、各ステージごとに分けて、メインテナンスを考える必要があります。各ステージの分類は以下のとおりです。
①インプラント埋入後から軟組織治癒期間
②骨の治癒・オッセオインテグレーション（骨結合）獲得期間
③上部構造装着後

施術部位への対処方法は各ステージごとに異なります。ただし、オッセオインテグレーション獲得期までのメインテナンスに関しては、明確な報告が少ないのが現状です。

1 インプラント埋入後から軟組織治癒期間（1〜2週）

■私の疑問■

インプラント埋入直後から抜糸までの期間は、縫合部が開いてしまう開創などのリスクを考慮し、機械的清掃を避ける必要があります。しかし、まだ治癒途中であるため、術後感染を防止することも大切です。

特に1回法のインプラントでは、創傷の閉鎖に時間がかかり、同時に外力が加わりやすい状態になります。そのため、患者さんには「外力をかけずに、それでいてプラークの付着を避けるように」という、矛盾した指導をすることになります。

実際には、経過に合わせて術後3〜6日めくらいから非常に軟らかい歯ブラシを軽く当ててもらうようにしていますが（図1）、問題ないでしょうか？

■先輩のアドバイス■

海外では術後感染防止のため、外科処置当日から、クロルヘキシジンで含嗽するように指導しますが、日本国内では粘膜への応用は認められていません。そこで、ブラッシング指導に基づくプラークコントロールを行っていただきます。このとき、創傷の治癒を阻害しないように注意します。また「痛い」という負のイメージを与えないように、プラーク除去というよりも欠損部位に対して、「また歯ブラシで歯が磨けるんだ」という動機づけを目的とし、けっして多大な圧力をかけないようにします。

2 骨の治療・オッセオインテグレーション獲得期間（2〜8週）

■私の疑問■

この時期は、粘膜の治癒が完了しているため、本格的に機械的清掃を指導していきますが、実際にはどのような器具で、どの程度の圧力をかけるべきか悩んでいます。

当院ではLISTERINE®とシリンジによる洗浄に留めており、あえて外力のかかるような機械的な清掃はしていません（図2）。この時期に、PMTCを行ったり、音波歯ブラシ等を使

インプラントに対するメインテナンス、これでいいの？

周囲組織の確認

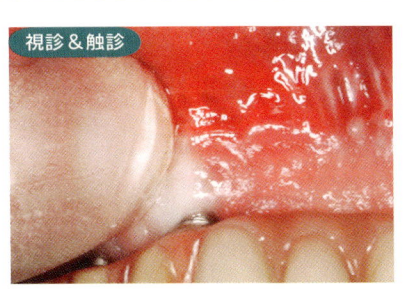

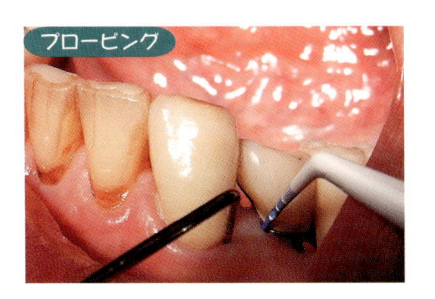

図3　まず肉眼で視診し、次に指で粘膜を押して排膿の有無を確認する。
図4　続いて粘膜を剥離しないように注意しながら、プロービングを行う。

用してもよいのでしょうか？

■先輩のアドバイス■

インプラント埋入後、オッセオインテグレーション獲得には、最初の1ヵ月がもっとも重要です。獲得のためには、

① インプラントのデザイン
② 材質
③ 表面性状
④ 宿主の状態
⑤ 侵襲性の低い外科処置
⑥ 負荷のコントロール

という6つの必要条件があります。ゆえに、インプラントに対して、機械的清掃などの物理的負担を避けると同時に、細胞レベルでの影響を考慮し、薬液などによる化学的負担も避けるべきでしょう。

3 上部構造装着後（8週以降）

一般的に「メインテナンス」というとこの時期を指す場合が多く悩みも多いため、ポイントごとにみていきます。

（1）プロービング
■私の疑問■
長期にわたって管理するためには、なんらかの臨床パラメーターを用いて周囲組織の状態を把握しなければなりません。指標としてはプラーク評価、粘膜の状態（発赤・腫脹）（図3）、プロービング値、排膿の有無、プロービング時の出血（BOP）、動揺度、骨吸収が確認できるエックス線写真等が挙げられます。当院ではストローマン社のインプラントを使用していますが、ITIコンセンサスペーパー[5]を参考に、プロービング値とBOPを中心的な指標としています。

ただし、インプラントに対するプロービングの是非については従来諸説あり、以前はプローブが容易に骨レベルまで達してしまうのではないかと心配するあまり、的確にプロービングができませんでした。コンセンサスによると、インプラントは天然歯に比べてプロービング圧に対する感受性が高いため、0.2〜0.25Nの軽圧でプロービングするべきとされています（図4）。また、プロービングにより破壊された付着は、5日後にはインプラント周囲に再確立したという動物実験もなされており、このことから、臨床的なプロービングを行うことに問題は少ないと報告されています[6]。

しかし、そもそもその値には天然歯と比較し得る意味合いがあるのでしょうか？　さらに、同じインプラントでも、1回法では粘膜下の部分は一体化されていますが、2回法では連結部が存在しますので、プロービング値も違ってくると思います。

また、最近増加しているカスタム化したアバットメントの場合、一定圧力に対するプローブ先端の位置が一概に同じとはいえません。とすると、果たしてインプラントにおけるプロービング値自体に意味があるのでしょうか？　もし、意味がなければ何をもって「インプラント周囲炎」と判断するのでしょうか？　コンセンサスではプロービング値が増加傾向にある場合には問題とされていますが、プロービングによって細菌を粘膜下に押し込んでしまわないかという心配もあり、プロービングの意味について悩んでいます。

Part 3　メインテナンスに関する悩み

スケーリング

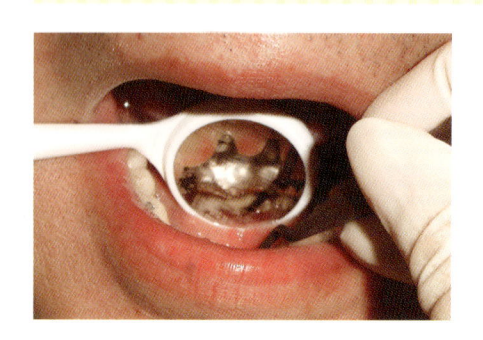

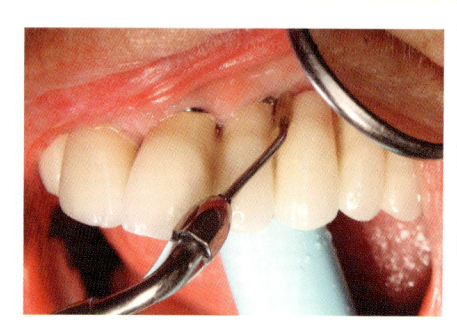

図5　石灰化している歯石をプラスチックスケーラーで除去し、研磨仕上げを行う。
図6　インプラントにダメージを与えないように金属の先端には、シリコン製のチップがつけられている。

■先輩のアドバイス■

インプラント修復後のプロービングは、患者さんの長期的観察という点から考えると、担当者の主観に依存しない客観的評価を記録するうえで、重要です。

また、細菌を押し込んでしまう危険性については、周囲粘膜のバリア性を破壊しないために決められた圧力でプローブを操作する必要があります。そのため、推奨される挿入圧を厳守することが大切です。

なお、天然歯(0.35N前後)と異なる圧(0.25N)を習得するためには、設定した圧力に達すると指示してくれるクリックプローブを使用すると、便利かつ確実です。さらに、チタンとステンレスという異種金属接触においては、硬度の差によるダメージ発生が懸念されるため、ステンレス製ではなく、プラスチック製のプローブを使用します。

(2)スケーリング
■私の疑問■

超音波スケーラーは、インプラントネック部にダメージを与えるため使用しない方がいいといわれており[7]、使用していません。ただ、強固に石灰化した歯石が沈着している下顎前歯部の舌側など、プラスチックスケーラーだけでは除去しづらい場合の対処法に悩んでいます(図5)。

■先輩のアドバイス■

インプラント用の超音波スケーラーチップもありますが(図6)、チタン表面へのダメージを懸念し、手用プラスチックスケーラーを使用した方がよいでしょう。多量かつ強固に石灰化した歯石が認められる場合は、上部構造を外して口腔外で研磨します。ただし、そうならないよう、上部構造設計時に患者さんの器用さや清掃性などを考慮することも大切です。

(3)洗浄
■私の疑問■

天然歯のメインテナンスでは、原則的に歯周ポケット内の洗浄をしていますが、インプラントに特に問題のない場合にインプラント周囲粘膜溝内を洗浄すると、不必要に上皮を剥離することになってしまいますか？　また、その際当院ではLISTERINE®を使用していますが、イソジン®などの薬液や生理食塩水などでも問題ないのでしょうか？

■先輩のアドバイス■

天然歯のバイオフィルム破壊には、機械的清掃に加え、薬液による化学的対処法が有効ですが、インプラント周囲粘膜が健全な状態であれば、過剰な処置(オーバートリートメント)に相当する危険性がありますので、不要でしょう。また、イソジンに関しては、薬効よりも患者さんご本人も気づいていないヨードアレルギーやヨードによるチタンの腐食が懸念されます。

(4)歯磨剤
■私の疑問■

患者さんのセルフケアで悩む問題が、歯磨剤選びです。通常は、天然歯などの状態により選

インプラントに対するメインテナンス、これでいいの？

患者さんの希望を考慮した上部構造

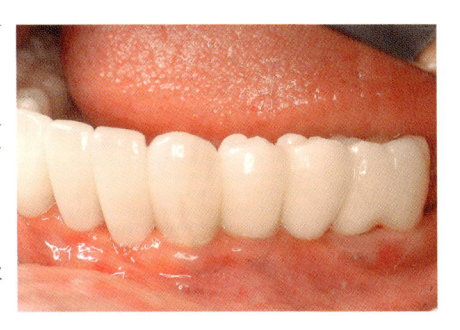

インプラント周囲炎による骨吸収

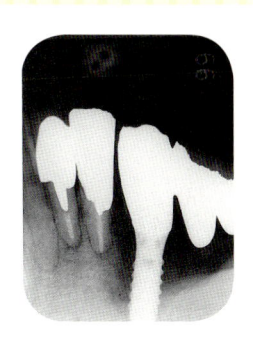

図7 | 図8

図7 下部鼓形空隙を空けると、汚れとともに臭いが気になると訴える患者さんもいる。そのため、上部構造をハーフポンティックのような形態にすることも増えてきた。
図8 軟組織のみならず硬組織まで吸収・退縮が進行している。

択しています。歯周病とう蝕の細菌層の偏りを調べ、口腔内に適した歯磨剤をすすめており、「インプラントだから」といって特別なものは選んでいません。インプラントに対して、フッ化物配合歯磨剤を使用しても問題はないのでしょうか？

■先輩のアドバイス■
　研磨剤配合のものは、粘膜内に迷入する危険性がありますので避けましょう。フッ化物配合歯磨剤は、日本で市販されている1,000ppmF以下の濃度のものであれば問題ありません。ただし、残存歯に対してPMTCを行い、酸性または2,250ppmF以上の高濃度のフッ化物を歯面に塗布する場合は、チタンへの影響が大きいため、インプラント施術部位をワセリンやココアバターなどで被覆し、直接触れないように注意します[8]。

(5)上部構造
■私の疑問■
　当院では、スクリュー固定（取り外し可）とセメント合着（取り外し不可）の両者を用いています。前者の場合は必ず外して洗浄しているため、きれいになった実感があるのですが、後者の場合は、どんどん汚れが蓄積されているのではないかと心配してしまいます。なるべくスクリュー固定にして、洗浄できるようにするべきでしょうか？セメント合着でもブラッシング状態が良好であれば、問題ないのでしょうか？
　また、歯間ブラシが入るように下部鼓形空隙を空けると、「物がつまって不快だ」と訴えられることがあります。そのため、最近は下部鼓形空隙をなるべく埋めてしまい、歯間ブラシが入らないような形態にすることが多くなってきました（図7）。患者さんは不快感がなくなり喜ばれますが、歯間ブラシを使わなくても大丈夫なのか不安です。

■先輩のアドバイス■
　清掃性・機能性・審美性の共存は難しい課題であり、患者さんとの意見調和が大切になります。試適の段階で患者さんから希望や不満を聞き出し、理想的な形態を選択しましょう。必ず歯間ブラシを使用する必要はありませんので、空隙の大きさに応じてデントテープやデンタルフロスも選択肢とします。
　大切なのは、プラーク付着を阻止することです。ですから、セメント合着であっても定期的にメインテナンスに来院していただき、プロフェッショナルケアを行えば問題はないでしょう。

(6)インプラント周囲炎
■私の疑問■
　メインテナンスにおけるもっとも大きな関心事は、インプラント周囲炎といえるでしょう。これは、周囲組織の腫脹・排膿・BOP、骨吸収という、天然歯の歯周炎に相当する臨床所見を示します（図8）。
　処置として、骨レベル近くまでインプラント周囲粘膜溝内を洗浄したり抗生物質を入れたりすると、かえって細菌感染を広めてしまう恐れはないでしょうか？　また、文献で報告される抗生物質は日本ではみないもの

153

Part 3 メインテナンスに関する悩み

が多いので、実際にはどのような処方がよいのかも不明です。

■先輩のアドバイス■

インプラント周囲炎は、歯周炎と同様にA.a菌（現：H.a菌）やP.g菌などの嫌気性菌による感染症ですので、造出されるバイオフィルムを機械的に除去して、消毒効果のある含嗽剤を使用します。抗生物質内服による全身投与は、長期間で捉えると有効ではなく、薬液による洗浄・消毒とペースト状の抗生物質の局所投与を行います。まずは、定期的なチェックを行い、早期発見、早期治療を心がけましょう。

悩みに対して私がしたこと・考えたこと＆今後の課題

これまで、歯科衛生士が担当するメインテナンスに関しては情報も少なく、いつも疑問がありました。しかし、今回疑問点を整理し、海外の臨床にもくわしく、経験豊かな先輩にアドバイスをいただいたことで、確信をもってメインテナンスを行うことができるようになりました。

プロービングやスケーリングにおいては、さまざまな意見がありますが、まずは、最新の情報をつねにキャッチしておくことが大切だと考えています。そして、各ステージに合ったプロフェッショナルケアを行い、そのうえで患者さんのセルフケアをサポートしていきたいです。

今後、インプラント患者さんが増えるにつれ、経過不良例の増加が危惧されます。メインテナンスはますます重要になってくるでしょう。歯科衛生士がインプラントのメインテナンスに対して、確立されたエビデンスに基づき対応できるようにならなければいけないと、今回気が引き締まった思いです。

その後の経過～今思うこと～

本欄は、月刊『歯科衛生士』掲載以降に新たに執筆した内容です。

最近、他院でインプラント治療を終えた患者さんや治療途中で転院される患者さんが増えており、自院のインプラントシステム以外のメインテナンスに関しても知る必要性を感じています。メインテナンスの考え方は各システムで異なることがあり、また各種アバットメントによっても対応は異なるでしょう。

今後はメインテナンスの情報とともにインプラントシステムの差やアバットメント等について知識を深めたいと思っています。

参考文献

1. Ikeda H, Yamaza T, Yoshinari M, et al. Ultrastructural and immunoelectron microscopic studies of the peri-implant epithelium-implant(Ti-6Al-4V)interface of rat maxilla. J Periodontol 2000；71(6)：961-973.
2. Berglundh T, Lindhe J, Ericsson I, et al. The soft tissue barrier at implants and teeth. Clin Oral Implants Res 1991；2(2)：81-90.
3. Lindhe J, Berglundh T, Ericsson I, Liljenberg B, Marinello C. Experimental breakdown of peri-implant and periodontal tissues. A study in the beagle dog. Clin Oral Implants Res 1992；3(1)：9-16.
4. Inoue T, Takeda T, et al. Immunolacalization of proliferating cell nuclear antigen in the peri-implant epithelium. Bull Tokyo Dent Coll 1997；38(3)：187-193.
5. 勝山英明（監訳・著）．QDI別冊　第3回ITIコンセンサス会議議事録　インプラント治療における最新プロトコールの全容．東京：クインテッセンス出版，2005．
6. Etter TH, Hakanson I, Lang NP, Trejo PM, Caffesse RG. Healing after standardized clinical probing of the perlimplant soft tissue seal：a histomorphometric study in dogs. Clin Oral Implants Res 2002；13(6)：571-580.
7. 和泉雄一，児玉利朗，松井孝道（編著）．インプラント周囲炎へのアプローチ．京都：永末書店，2007：53-54.
8. 荒川浩久（監修）．別冊歯科衛生士　歯科衛生士のためのフッ化物応用のすべて．東京：クインテッセンス出版，2005：126-128．

Theの悩める歯科衛生士～判断力・診査編～
私の悩みを聞いてください!

2009年10月10日　第1版第1刷発行

編　　　集　歯科衛生士編集部
　　　　　　（しかえいせいしへんしゅうぶ）

発　行　人　佐々木　一高

発　行　所　クインテッセンス出版株式会社
　　　　　　東京都文京区本郷3丁目2番6号　〒113-0033
　　　　　　クイントハウスビル　電話 (03)5842-2270(代表)
　　　　　　　　　　　　　　　　　　 (03)5842-2272(営業部)
　　　　　　　　　　　　　　　　　　 (03)5842-2278(編集部)
　　　　　　web page address　http://www.quint-j.co.jp/

印刷・製本　サン美術印刷株式会社

©2009　クインテッセンス出版株式会社　　　禁無断転載・複写
Printed in Japan　　　　　　　　　落丁本・乱丁本はお取り替えします
　　　　　　　　　　　　　　　　　ISBN978-4-7812-0101-6　C3047
定価は表紙に表示してあります